薬剤師になる人のための
生命倫理と社会薬学

田内義彦・長嶺幸子・松家次朗 [著]

法律文化社

はじめに：本書を有効に使用していただくために

　2006年4月より薬剤師教育は6年制となり、その内容も大きく変化した。それまでの主に基礎化学に基づく創薬研究中心の教育から、医療人としての「臨床に係る実践的な能力を培うことを主たる目的とする」薬剤師養成中心の教育に大きく舵がきられたのである。そのために、新たにモデル・コアカリキュラムが設定され、遅れて長期実務実習のプログラムも確定された。これは日本の薬剤師教育における画期的な出来事といえる。ここに明治維新後初めて、日本の薬剤師教育は欧米の薬剤師教育と同じ水準に立つ可能性が与えられたのである。

　この新制薬剤師教育も丸9年を経過し、2015年4月から10年目を迎えることになった。これを機として、丸9年の反省を取り入れ、コアカリキュラムが再び改正された。「より高い資質・技能を有し、より幅広い教養や倫理観を身につけた」臨床能力の高い薬剤師の教育に一段と傾斜した内容となっている。医療品医療機器等法（旧の薬事法）、薬剤師法も一部改正され、医療における薬剤師の位置づけが、これまでのような情報提供だけでなく、「必要な薬学的知見に基づく指導」も行わなければならないと変更された。このように日本においてもようやくではあるが、近年急速に欧米の薬剤師のように、医薬分業の柱を担う医療人としての薬剤師の役割が明確化されつつある。

　本書はこのような流れをさらに推し進め、確かなものにするために編集執筆されたものである。本書が取り扱う対象は、主に改正モデル・コアカリキュラムの中の「A 基本事項」と「B 薬学と社会」に含まれる各項目である。Aの基本事項には、(1)薬剤師の使命、(2)薬剤師に求められる倫理観、(3)信頼関係の構築、(4)多職種連携協働とチーム医療、(5)自己研鑽と次世代を担う人材の育成、の5つの項目が、Bの薬学と社会には(1)人と社会に関わる薬剤師、(2)薬剤師と医薬品等に係る法規範、(3)社会保障制度と医療経済、(4)地域における薬局と薬剤師、の4つの項目が含まれる。これらの項目では、社会において薬剤師が薬剤師としての役割を果たすときの大きな枠組みや、医療人としての薬剤師

業務を効果的かつ倫理的に実践する際に必要な知識が規定されている。その意味で、それらの内容は、薬学教育の早期から習得されるべき非常に大切なものばかりである。

　私たちは本書を編むに際して、できる限り無味乾燥な記述の羅列に終わらないよう配慮し、具体的かつわかりやすい内容となるよう努力した。また、改正モデル・コアカリキュラムの内容にできる限り即した説明をめざした。すなわち、項目内の基本的な事項はすべて網羅し、できる限り具体性をもたせる内容とするべく努力した。特に新たに規定された「薬剤師に求められる倫理観」の項目に関しては、ストーリー性も重視し、事柄の背景や歴史をも説明に加え、生命倫理や医療倫理の流れも理解できるよう配慮した。社会薬学という言葉が書名に含まれる類書と比較して本書に特色があるとすれば、それはこのように本書がB項目の薬学と社会に含まれる項目だけでなく、A項目の内容も大幅に取り入れ、医療人としての薬剤師養成に欠かすことのできない生命倫理や医療倫理、あるいは患者安全の考え方や患者の権利などについての説明を加え、臨床における薬剤師の業務を全体的に説明しようとしている点にあると思われる。

　また本書は、これから薬剤師になる人たちに、知識を与えるだけではなく、薬剤師として何をしなければならないのか、その役割と使命を考えることができる薬剤師の育成をもめざして書かれている。

　本書は2部に分かれ、第1部は基礎編として、薬剤師としての業務、薬剤師と薬の歴史、現代医療の倫理的状況について説明し、第2部では発展編として第1部で取り扱われた内容をより深く詳細に掘り下げると同時に、より高度な内容を付け加えたものになっている。各章には、学習目標とキーワードが最初におかれ、それぞれの章の特色を表している。章ごとに設問も設定されており、復習として活用できるようになっている。索引と併用されるとより効果的な学習ができると思われる。

　本書はこれから薬剤師になる人を対象としているが、薬剤師自身が将来において求められている明確な薬剤師像をもっていなければ、いま行われつつある薬剤師教育の変革の流れも、人々の期待したものにはならないであろうとの思

いから執筆されたものである。その意味で、本書は現在薬剤師として働いている人々にも役立つはずだと私たちは信じている。

2015年2月

著者一同

目　次

はじめに

基　礎　編

第1章　薬剤師とは　……………………………………………………………… 3
1　薬剤師とは ……………………………………………………………………… 3
　　医薬品と薬剤師　　薬剤師の任務
2　薬剤師になるには：薬学教育 ………………………………………………… 4
　　薬学教育制度　　6年制薬学部教育　　薬学部長期実務実習
3　薬剤師の役割 …………………………………………………………………… 6
　　薬剤師の使命　　薬剤師の業務　　病院薬剤師・薬局薬剤師　　薬剤師の就業動向
4　薬剤師に関わる法律 …………………………………………………………… 12
　　法律の種類　　薬剤師の法的責任
5　これからの薬剤師：薬剤師に求められること ……………………………… 14
　　薬剤師のキャリアパス　　生涯研修　　認定薬剤師・専門薬剤師制度　　医療人としての薬剤師　　薬物療法における新たなる職能

第2章　薬剤師と薬の歴史 ……………………………………………………… 18
1　西欧の薬の歴史 ………………………………………………………………… 20
　　古代の薬　　中世の医薬と薬剤師の誕生　　近代の医薬
2　日本の薬の歴史 ………………………………………………………………… 28
　　古代から江戸時代の医薬　　明治時代の医薬
3　現代の薬 ………………………………………………………………………… 32
　　医薬品の定義　　医薬品の区分　　健康食品・サプリメント

第3章　現代医療の倫理■生命倫理学入門 …………………………………… 42
1　生命倫理学とは何か――事例からその多面性を理解する ………………… 42
　　脳死と臓器移植の事例から　　生殖医療・新遺伝学の事例から　　安楽死・尊厳死の事例から
2　生命倫理学と医療専門職の役割――医療専門職と患者との関係 ………… 60
　　ヒポクラテスの誓い　　延命主義とパターナリズム　　自律尊重の

原則　医療専門職と患者の関係

発展編

第4章　医療における薬剤師の役割 …… 71
1　医薬分業 …… 71
医薬分業の目的　医薬分業のメリット　医薬分業の起源　日本の医薬分業の歴史　日本の医薬分業の現状と問題点
2　薬剤師職能の変遷──薬剤師職能とファーマシューティカルケア …… 80
薬剤師の役割とFIPの動き　クリニカルファーマシーとファーマシューティカルケア　ファーマシューティカルケアについて
3　日本における薬剤師職能の変遷 …… 88

第5章　病院薬剤師・薬局薬剤師 …… 91
1　病院薬剤師 …… 91
2　病院薬剤師の業務と役割 …… 91
医療・薬物治療の安全確保と質の向上のための業務　医療の安全確保のための情報に関する業務　その他取り組むべき業務
3　病院薬剤師の将来像 …… 97
4　薬局薬剤師 …… 98
5　薬局薬剤師の業務と役割 …… 98
処方箋調剤における薬局薬剤師の業務と役割　地域医療における薬局薬剤師の業務と役割　その他の薬局薬剤師の業務
6　薬局薬剤師の将来像 …… 107

第6章　生命倫理学（各論） …… 109
1　はじめに：生命倫理学に関わる4つのテーマ …… 109
医療の現場における生命倫理　研究倫理について　医療専門職の倫理
2　生命倫理の4原則 …… 112
生命倫理の原則とその背景　無危害原則と善行原則　自律尊重の原則　正義の原則
3　患者の権利 …… 128
4　研究の倫理 …… 133

動物実験における3R　ユダヤ人慢性疾患病院事件　タスキーギ事件　ナチスの医師による人体実験　ニュールンベルク綱領　ヘルシンキ宣言　ベルモント・レポート

 5 医療専門職の倫理 ………………………………………………………… 142
  プロフェッションの本質的特徴　医療専門職に要請されるもの　ファーマシーとは

第7章　薬剤師と現代社会 ………………………………………………… 148
 1 国民医療費と医療経済 …………………………………………………… 148
  国民医療費　国民医療費の範囲　国民医療費の動向と構造　総医療費の国際比較　薬剤経済学
 2 医療保障制度 ……………………………………………………………… 157
  医療環境の変化　医療提供体制と医療法改正　医療保険制度　高齢者医療制度　介護保険制度　薬価基準制度の仕組み
 3 薬剤疫学と薬害 …………………………………………………………… 175
  疫学研究の歴史　薬剤疫学研究　薬剤疫学研究のデザイン　薬害について

資　　　料（薬剤師法・医薬品医療機器等法・医療法・薬剤師倫理規定）

索　　　引

▶コラム一覧◀

1	ペニシリンの発見と抗生物質の適正使用	19
2	新興再興感染症　20	
3	江戸時代のくすりがわかる本「救民妙薬」　30	
4	江戸末期に刊行された化学・薬学関係の本　31	
5	一般用医薬品のインターネット販売　36	
6	遺伝子診断と向き合う―『ウェクスラー家の選択』から　57	
7	「7つ星薬剤師」の資質　82	
8	CPD―5つの要素からなる過程　83	
9	薬物療法における医師と薬剤師の業務上の関係に関する世界医師会声明　84	
10	少子高齢社会とは　158	
11	コレラの歴史　176	

基 礎 編

1　薬剤師とは
2　薬剤師と薬の歴史
3　現代医療の倫理

第1章
薬剤師とは

学習目標 薬剤師の社会における役割と求められている職能について理解するとともに、薬剤師の将来像について考察する。

キーワード 薬剤師の任務、薬剤師業務、6年制薬学部教育、キャリアパス、生涯学習、地域医療

1 薬剤師とは

●医薬品と薬剤師

　医薬品は傷病の克服、健康維持に必要なものであり、人類が健やかな生活を営むうえで欠くことのできない存在である。また、医薬品は社会に多大な貢献をし続けてきた人類共有の財産でもある。医薬品は時代とともに変化し、傷病との関係のなかで進化してきたが、それに伴い、医薬品を作る「創薬」の技術は磨かれ、医薬品を用いて傷病に対応する「薬物療法」は多様化してきた。特に近年において急速に発展した生命科学の進歩に伴い、創薬と薬物療法は進化、高度化した。それに伴い医薬品を有効かつ安全に開発し、薬物療法において適正に使用することは、現代社会における重要なニーズとなった。この任務を担ってきた学問が薬学であり、薬物療法における専門家として臨床現場で携わる者が薬剤師である。

●薬剤師の任務

　薬剤師の任務は、薬剤師法第1条に「薬剤師は、調剤、医薬品の供給その他薬事衛生をつかさどることによって、公衆衛生の向上及び増進に寄与し、もって国民の健康な生活を確保するものとする」と記載されている。そして同法の第2条、第3条に記載されているとおり、薬剤師は国家に保証された資格である。したがって薬剤師とは、国民の健康な生活のために医薬品の管理、供給、適正使用等における重大な責務と権限を担う存在であり、その任務の遂行を国

より求められている存在である。また、1992年の第4次医療法改正で、薬剤師が医療の担い手として明示されたことにより、薬剤師の任務はより明確化された。一方、薬剤師の任務遂行に関して多くの法律や規制が関与しており、常に国政の管理下にあるともいえ、重大な責務と権限に対する責任と義務を有している。

2 薬剤師になるには：薬学教育

●薬学教育制度

　医薬品は社会に対し大きな影響をもつ存在であり、傷病の治療、平均寿命の延長など、医療というフィールドにおいて社会に多大な貢献をしている。そのため、医薬品に関わる学問である薬学を教育する学部であり、薬剤師国家試験の受験資格を授与できる唯一の学部である薬学部には、創薬と薬剤師養成の2つの使命がある。この両輪がバランスよく回転することで、社会に寄与する薬学部卒業生が輩出できる。

　しかしながら、日本における薬学部教育は当初より創薬研究に重きがおかれ、薬学教育はいわゆる「ヒトの身体に入るまで」の「モノ」に関わる創薬に関する学問と研究が主で、「医薬品が身体に入って（服用して）から」「ヒト」がどうなるか（薬物療法の評価）、医薬品を服用している「ヒト」とどのように接するか（患者接遇）という、臨床現場での薬剤師の業務に対する教育はほとんど行われてこなかった。その結果、薬剤師養成は臨床現場に任せ、薬学教育では臨床から距離をおいた創薬研究が主流となっていたのである。

　しかし、医療人としての薬剤師養成を社会から要求されるに至り、2006年に始まった新制度で薬学教育は、「臨床に係る実践的な能力を培うことを主たる目的とする」6年制薬学教育と「多様な分野に進む人材の育成のため」の4年制薬学教育との2つの課程に明確に区別された（図表1-1）。

●6年制薬学部教育

　6年制薬学部教育の主旨は臨床能力のある薬剤師の育成であり、より高い資

図表1-1　薬学部6年制について

> 文部科学省から高校生の進路指導を行う方への重要なお知らせです！

平成18年度から薬学教育が6年制になります

学校教育法が改正され（平成16年5月21日公布）、大学の薬学教育制度及び薬剤師国家試験制度が変わります。この制度は、平成18年4月の入学生から適用になります。高校生に対する進路指導において、以下の点を十分にご理解の上、適切な指導をお願いします。

① 薬剤師養成のための薬学教育は6年制となります。

　医療技術の高度化、医療分業の進展等に伴い、高い資質を持つ薬剤師養成のための薬学教育は、学部の修業年限が4年から6年に延長されます。

② 多様な分野に進む人材の育成のため、4年制の学部・学科も置かれます。

　4年制学部からは、大学院へ進み、製薬企業や大学で研究・開発に携わる人材をはじめとして、企業の医薬情報担当者（MR、営業担当）や医薬品販売に携わる人材など、薬剤師としてではなく、薬学の基礎的知識をもって社会の様々な分野で活躍する多様な人材が輩出されることが期待されています。

※「薬学部」には6年制学部・学科と4年制学部・学科ができることになりますが、いずれが置かれるかは大学毎に異なります。具体的な設置については、各大学にお問い合せ下さい。

（出所）　文部科学省資料より

質・技能を有し、より幅広い教養や倫理観を身につけた医療人としての薬学部生の輩出が目標となった。そのため、6年制薬学部教育カリキュラムでは傷病と薬物療法に関する幅広い知識や技能、コミュニケーション教育などの医療人としての態度教育などが取り入れられた。また、学生が能動的に課題に取り組むPBL（Problem Based Learning）やSGD（Small Group Discussion）などの新しい学習法も導入された。さらに、旧課程の薬学部教育にはなかった長期実務実習の実施は、6年制薬学部教育の最大の特徴といえる。

●薬学部長期実務実習

　6年制薬学部教育では、5年次に病院および薬局にてそれぞれ11週間の長期実務実習が義務づけられた。また、長期実務実習をより効果的、効率的に行う

ため、大学内で事前教育を行い、実習生として臨床現場におもむく薬学生の一定水準のレベルを担保する薬学共用試験が設定された。実際の臨床の現場で、見学型ではない参加型の長期実務実習に取り組むことで、医療人として薬剤師に何を求められ、何が必要なのかを理解することができるとともに、卒業後に臨床において薬剤師として活躍することの意義や達成感をもつことができるようになったといえる。

これまで机上での理解しか得られなかった「臨床での薬剤師」をリアルに体験できることは、実践力の育成の一助となる。また実務実習を行うことで、必然的に臨床で活躍する現役の薬剤師がその指導を受け持つこととなるが、これも薬学教育における大きな変革である。さらに、旧課程の薬学教育では臨床経験のない教員が大多数を占めていたため、薬学部の学生に実践的な薬剤師教育・育成を施すことは非常に困難であったが、6年制薬学部教育では、実務実習前の準備段階として事前実習を指導する、臨床経験をもった教員の採用が義務づけられた。これにより、医学部や看護学部同様、薬剤師養成を担う薬学部においても、臨床への実習におもむく前に臨床経験に基づく教育・指導を受けられることとなった。

3 薬剤師の役割

●薬剤師の使命

薬剤師が薬剤師としてどうあるべきか、「薬剤師の使命」について、日本薬剤師会は1973年に薬剤師綱領として定めている（図表1-2）。薬剤師の使命とは、医薬品に関与する存在として、そのすべてに責任をもち、国民の健康に寄与することであり、その本質はファーマシューティカルケアである。

ファーマシューティカルケアとは、1990年にクリス・ヘプラー教授（フロリダ大学）によって提唱された概念で、WHOの定義では「ファーマシューティカルケアは患者の保健およびQOL（生活の質）の向上のため、明確な治療効果を達成するとの目標をもって、薬物療法を施す際の、薬剤師の姿勢・行動、関与、関心、倫理、機能、知識・責務ならびに技能に焦点を当てるもの」とあ

資料1-1　薬剤師綱領

> 一．薬剤師は国から付託された資格に基づき、医薬品の製造・調剤・供給において、その固有の任務を遂行することにより、医療水準の向上に資することを本領とする。
> 一．薬剤師は広く薬事衛生をつかさどる専門職としてその職能を発揮し、国民の健康増進に寄与する社会的責務を担う。
> 一．薬剤師はその業務が人の生命健康にかかわることに深く思いを致し、絶えず薬学・医学の成果を吸収して、人類の福祉に貢献するよう努める。

（出所）　日本薬剤師会ホームページより

り、「薬剤師行動の中心に患者の利益を据える行動哲学」とされている。すなわち、薬剤師はファーマシューティカルケアの概念に則り国民に奉仕する存在であり、薬剤師の職能は、「医薬品を適正に管理し、患者等に適切に供給すると共にその効果を評価する」こと、すなわち薬物療法の最適化において発揮されるべきとされている。

● 薬剤師の業務
（1）調　剤

　薬剤師法第19条に示されているように、調剤は基本的に薬剤師にのみ許された業務であり、責任をもって臨む業務であるため、薬剤師にとっての「聖域」ともいえる。一方で、薬剤師は医師等の処方箋によってのみ調剤を行うことが許されており、処方内容を勝手に変更することはできない。すなわち、医師の処方権と薬剤師の調剤権は互いに独立しており、薬物療法における役割分担は明確にされている。また薬剤師は調剤を求められた場合、正当な理由がなければ拒むことができず（薬剤師法19条、21条）、したがって調剤は薬剤師の専売特許であり、最大の義務といえる。

　薬剤師の義務である調剤とは、単純に処方箋に沿って医薬品を調整することのみをさすのではない。処方箋の内容に問題はないか確認する処方箋監査と調整された医薬品を確認する調剤薬鑑査を含み、さらには患者が調剤薬を適正に使用できるように情報提供（服薬指導）を行い、その後の患者の服用状況およ

び薬物療法の有効性・安全性を確認することも含む一連の手順を意味する。服薬指導については、2014年の薬剤師法の一部改正において、それまでの調剤薬に関する情報の提供に加え、「必要な薬学的知見に基づく指導」(薬剤師法25条の2)が加えられ、指導に関する重要性が強調された。

(2) 情報収集・情報管理

調剤の手順として患者への調剤薬に関する情報提供が含まれているが、薬物療法の有効性と安全性の確保のうえで、情報提供は薬剤師が責任をもって行うべき重要な業務である。また、調剤薬交付後の患者の状況やお薬手帳等で患者の服用歴を確認する患者情報の収集も、同様に重要な業務である。特に高齢の患者は複数の医療施設から調剤薬をもらっている場合が多く、それらの情報を収集し、相互作用や重複等を確認することも患者利益のために不可欠な業務である。このようにして得られた患者個々の薬物療法の情報は、薬剤服用歴(薬歴)として薬剤師が責任をもって一元的に管理する。薬歴は以降の服薬指導時の情報提供等への活用や副作用の把握などの資料として活用する。したがって、この薬歴の管理は調剤と並ぶ薬剤師の重要な業務である。

薬歴に記載されている内容は貴重な個人情報であり、その管理は厳重でなければならない。この薬歴を含め、薬剤師は患者の健康に関する情報を知りえる立場にあることから当然として守秘義務が存在し、患者に関する情報の管理には十分な配慮と責任が薬剤師に課されている。

患者より得られた情報の中で、副作用の発現や薬害の可能性など、公共の福祉に反するような事象が認められた際には、公にその情報を提供することも重要な責務である。

●病院薬剤師・薬局薬剤師

薬剤師が職能を発揮する臨床現場には病院と薬局がある。それぞれの職場において、調剤および患者情報を含む服薬指導管理という基本的な業務は共通しているが、個々に特色のある業務が存在し、病院薬剤師・薬局薬剤師のアイデンティティとなっている。

(1) 病院薬剤師の業務

a) 医薬品管理

病院で扱われる医薬品の種類・数量は、薬局に比べて膨大であり、その管理は薬剤師の重要な業務である。医薬品の採用の可否、在庫管理、適正使用の管理など医薬品管理業務は多岐にわたる。

b) 入院患者の服薬管理

入院患者は一般外来患者に比べて、重篤な傷病を患っており、また入院時にはすでに薬物療法を受けている場合が大半である。したがって病院薬剤師は、入院中の患者の薬物治療のみならず、入院前および退院後の薬物療法に関しても管理をする必要がある。

c) 医療チーム

医療の高度化、専門化に伴い、旧来の医師単独または医師を頂点に据えた医療の提供は限界となり、病院においてはその組織力を活かしたチーム医療が不可欠である。チーム医療においては医療従事者同士の信頼と相互理解が必要で、医師、薬剤師、看護師、放射線技師、臨床検査技師、理学療法士などから構成される医療チームで、それぞれの役割分担での能力を発揮する医療がスタンダードとなっている。医療チームには、糖尿病や心臓疾患など特定の疾患・患者を対象としたものと、病院全体として取り組む感染防御チーム、栄養サポートチームなどの2つがある。

(2) 薬局薬剤師の業務

a) セルフメディケーション

医薬分業の拡充に伴い、現在、薬局薬剤師の業務の大半は処方箋調剤が占めているが、地域医療の担い手として、薬局薬剤師のセルフメディケーションへの介入が求められている。現在、薬局の薬剤師が取り扱う医薬品は薬局医薬品、要指導医薬品、一般用医薬品（詳細は第2章36～37頁）に大別されるが、要指導医薬品および一般用医薬品は医師の指示ではなく、消費者が自己の意思で最終的に購入を決定するもので、市販薬といわれる。

この市販薬を用い、軽度の傷病を自分で治療する「セルフメディケーショ

ン」では薬局薬剤師のアドバイスが不可欠であり、薬局薬剤師の地域医療における重大な責務である。また薬局薬剤師によるセルフメディケーションへの介入は、国民医療費軽減の観点からも国策レベルで推進されるべきものである。

　さらに、健康食品やサプリメントなど医薬品ではないが健康維持のために使用されているものに対しても、薬剤師のサポートは必要である。科学的根拠に基づいたアドバイスや指導はもちろんであるが、服用している医薬品との相互作用や過量服用時の影響などについての管理も薬局薬剤師の重要な責務である。

b）受診勧奨

　薬局に傷病を訴えて訪れた消費者（患者）に対して、薬局薬剤師には適切な判断（選別）が求められる。この選別を、災害時・非常時に傷病の緊急度や重症度を短期間で判定するトリアージに准えて、薬局薬剤師によるトリアージと称する。判断には、そのまま経過を観察する「生活指導」、市販薬で対応できる情況での「市販薬の販売・服用」、すぐに医療機関の受診が必要な「受診勧奨」の3つがある。

　特にこの受診勧奨は患者の健康を守るうえで慎重な判断が求められ、十分な薬物療法の知識をもつ薬局薬剤師の責務でもある。また市販薬を販売した際も、数日間服用して症状が改善しない場合には医療機関を受診するように伝えることも受診勧奨である。さらには医療機関の受診が必要と判断した際には、単に受診の指示を行うだけではなく、どの医療機関を訪れるべきか、医師に何を伝えるべきか、などのアドバイスを行うこと、場合によっては薬剤師が受診勧奨する理由を記載した医師への紹介状を作成することも必要となる。

c）地域貢献

　急速な高齢化に伴い、社会的入院、寝たきり、認知症の介護問題など様々な社会的問題が増え、社会情勢も加味され、これまでは家族が中心となって行ってきた在宅介護の継続が困難となってきた。そのため、社会全体で在宅介護を支える必要性が生じ、その仕組みとして2000年に介護保険法が施行された。介護保険法では在宅介護における医療との連携が重視され、在宅医療において薬局薬剤師の積極的な介入が求められている。在宅医療における薬剤師の役割と

して、厚生労働省の「安心と希望の医療確保ビジョン」（2008年）では、医薬品の供給体制や適切な服薬支援などの体制を確保し、その充実に取り組むことが明示されている。したがって、薬局薬剤師は服用する医薬品の管理・指導はもちろんのこと、福祉用品や介護用品の供給などの役割を担う必要がある。在宅医療では医師や看護師、ケアマネジャー、介護福祉士等の関係者との連携が必須であり、チーム医療の一員として積極的に参加することが求められている。

　薬剤師が地域貢献として薬局外で活動する業務に学校薬剤師がある。学校薬剤師の存在は学校保健安全法第23条第2項に定められており、その任務は学校の環境衛生の保全に努めることである。学校薬剤師は、児童や生徒がより良い環境で学習できるよう定期的に環境衛生検査を行い、学校の環境衛生の管理に携わるとともに、最近では医薬品の服用方法や薬物乱用防止の啓発など、保険教育にも携わっている。

　近年、薬局薬剤師による健康相談が注目を集めており、処方箋調剤や市販薬の販売以外に地域住民を対象としたお薬相談や小規模な勉強会などを開催し、地域住民の健康維持・増進に寄与する活動を行っている。これらの活動を通して、地域における身近な医療施設、身近な医療人として、薬局および薬局薬剤師の存在感が認められつつある。さらに、薬局を地域の健康情報拠点として活用することが厚生労働省の事業として推進されており、薬局薬剤師の新たな責務となりつつある。

● 薬剤師の就業動向

　薬剤師は医薬品を世に出す創薬から、エンドポイントである薬物療法の評価までに関与することから、その職種は多様化している。また、薬剤師を輩出してきた薬学部教育も前述のように、これまでは創薬研究に傾倒していたため、結果的に多様化に拍車をかけていた。これは薬剤師の就業動向からも見て取れ、2012年12月31日現在での薬剤師数は280,052人（届出数）で、「薬局の従事者」が153,012人（総数の54.6％）、「病院・診療所の従事者」52,704人（同18.8％）、「医薬品関係企業の従事者」45,112人（同16.1％）、「大学の従事者」5,249人（同1.9％）、「衛生行政機関又は保健衛生施設の従事者」6,443人（同

2.3%)、「その他の者」17,517人（同6.3%）である。すなわち、臨床現場（医療施設）に勤務する薬剤師は205,716人で総数の73.5％である。一方、2012年12月31日現在の医師数は303,268人（届出数）で、「医療施設の従事者」は288,850人（総数の95.2%）、歯科医師数102,551人（届出数）で、「医療施設の従事者」は99,659人（総数の97.2%）である（厚生労働省資料）。

「三師」とも「医歯薬」とも呼ばれる医師・歯科医師・薬剤師において、薬剤師のみ「医療施設の従事者」の割合が低いが、これはこれまで薬剤師を輩出してきた、創薬研究に比重をかけていた薬学部の教育によるものといえる。

4 薬剤師に関わる法律

●法律の種類

薬剤師は、医師や看護師等の他の医療者とは異なり、医薬品を含めた法律に規制されるモノに関しても取り扱い（管理を含めた）を行うことが求められている。したがって薬剤師が関わる法律は多く、薬剤師はそれらに精通している必要がある。

薬剤師が関係する法律には、薬剤師や各種医薬品を規制する薬事関連法規とそれ以外の法律に大別できる。薬事関連法規としては、薬剤師の規範を定めた薬剤師法、医薬品や医療機器を販売する薬局に関する医薬品医療機器等法[*]、特別な規制が必要な各種医薬品に関する麻薬及び向精神薬取締法、大麻取締法、あへん法、覚せい剤取締法、毒物及び劇物取締法などがある。

> [*] 2014年11月25日に薬事法の改正法が施行され、法律の名称が「薬事法」から「医薬品、医療機器等の品質、有効性及び安全性の確保等に関する法律」に変更された。略称：医薬品医療機器等法

医療保険に関する法律には、健康保険法、国民健康保険法、高齢者の医療の確保に関する法律などがある。保険医療関係としては、医療法、医師法、歯科医師法、保健師助産師看護師法、地域保険法などの法律がある。また、一般法令では、憲法、刑法、民法、製造物責任法などの法律が関係する。

● **薬剤師の法的責任**（行政上の責任、民事責任、刑事責任）

　薬剤師は国家資格であり、薬剤師法第1条に記載されている任務を行う権限と義務を国から与えられている。また、医療は命に直結する業務であり、薬剤師は命に関わる専門職である。したがって高い専門性をもつことは当然であり、さらに高い倫理観と法律の遵守が義務づけられている。薬剤師の法的責任には以下のものがある。

① 行政責任

　薬事に関する不正行為を働いた場合や、薬剤師の業務とは直接関係のない違法行為により罰金刑以上の刑に処された場合には、行政機関が一定期間の業務停止や薬剤師免許取り消しなど、薬剤師としての権利を制限する行政処分を下すことがある。

② 民事責任

　処方箋調剤は薬剤師と患者との間に成立した医療契約とみなされる。したがって、薬剤師が不適切な調剤、処方箋監査および調剤薬鑑査における過誤の見落とし、疑義照会の不徹底等により、薬剤師の責任上で患者に健康被害を与えた場合には、民事上の責任として、民法による損害賠償が請求されることがある。

③ 刑事責任

　薬剤師が通常行う業務において刑法に問われる可能性がある行為として、患者に対する守秘義務違反がある。薬剤師に守秘義務があることは周知されているが、違反した場合の罰則は薬剤師法に規定されていない。しかしながら、刑法第134条第1項の「秘密漏示罪」に薬剤師の守秘義務が規定されており、正当な理由なく患者の秘密を洩らしたときには、懲役刑または罰金刑が下される場合がある。また、明らかな調剤過誤により患者に健康被害を負わせた場合、前述の民事上の損害賠償請求に加え、刑法の業務上過失致傷罪または業務上過失致死傷罪に問われる可能性がある。

5 これからの薬剤師：薬剤師に求められること

●薬剤師のキャリアパス

　キャリアパスとは、直訳すれば「キャリアを積む道」を意味し、一般的な企業制度において、ある職位につくにはどのようなルートを経るか、どのような職務経験を積むのかといった過程を意味する。多くの薬剤師が勤務する病院や薬局では、比較的スモールスケールの職場であること、これまでは売り手市場であり、しかも給与的に優遇されていたこと、転職率や離職率が高いことなどから、キャリアパスについてはあまり関心がもたれてこなかった。しかしながら6年制薬学部教育の導入とともに、全国で薬学部の開設が相次いだため、巷（ちまた）では薬剤師過剰時代の到来が話題になり、その副産物として薬剤師としての付加価値について考えられるようになった。そして病院薬剤師および薬局薬剤師の「薬剤師のキャリアパス」について議論が交わされるようになった。

　病院薬剤師におけるキャリアパスとしては、職位としては薬剤部のトップである薬剤部長や病院の運営に関与する理事などがあり、専門職としては、総合診療科のような薬物療法全般に関わることができるジェネラリスト薬剤師、がんや感染防御といった特定の分野の専門薬剤師、院内製剤や薬物代謝などの臨床研究を行う研究職薬剤師などがある。

　薬局薬剤師におけるキャリアパスとしては、大手チェーン薬局では多数の店舗を管理するマネジャーやエリアリーダーといった管理部門、新人社員教育や患者への講演会開催などに関与する教育指導部門など組織内での上級職位、在宅医療や薬薬連携など薬局外での連携に取り組みスキルアップを図ることがある。また組織の中でのキャリアアップではなく、病院薬剤師同様、専門性を身につけるための認定薬剤師や専門薬剤師の取得、薬剤師として理想とする薬局をめざし個人で薬局を開設する、などがある。

●生涯研修

　医療技術の高度化に伴い急速に発展する薬物療法や医薬品開発の進化、さらに急激な高齢化社会の到来など、薬剤師が関与する医療環境は大きく変化して

いる。このような環境変化に対し、薬剤師は医療人として、薬物療法の担い手として社会からの要請に応えつつ、必要な役割を全うする責務があり、薬学的知識や技術、高度な倫理観と使命感をもって薬物療法に臨むことが求められる。したがって薬剤師は常に資質向上を自覚し、生涯にわたって研修等による自己研鑽すなわち生涯研修に努めなければならない。

　生涯研修には各自が参考書や資料などを用いて行う自主学習から、各職場におけるスモールサイズの勉強会や地域の薬剤師会や病院薬剤師会主催の研修会やセミナー、学会や各種機構が継続的に開催する研修などがある。形式も講義形式の受講型集合研修やグループ討議、演習形式の参加型セミナーなど様々なものがあり、最近ではインターネット環境を利用したｅラーニング形式での生涯研修を提供する機構や学会もある。

　生涯研修は元来、各個人が自主的に行うものであるが、個人のモチベーションに依存するだけでは、薬剤師全体の資質保持は難しい。そのため日本薬剤師会ではすべての職域の薬剤師が体系的、計画的に生涯研修を進められるよう、「生涯学習支援システム（JPALS）」を2012年より運用し始めた。JPALSでは学習内容とその成果を記録するポートフォリオを用い、評価を行うことで一定レベルに到達した者を認定し、さらに認定に段階を設けることでモチベーションの維持と継続性を図っている。またJPALSとは別に、学習意欲を増進させ、一定水準の知識・技術を保証するものとして薬剤師認定制度がある。

● 認定薬剤師・専門薬剤師制度
　近年の薬物療法の高度化・多様化に伴い、その質の向上や安全性の確保に関して薬剤師が関与することへの要望は強くなり、医師同様、特定の医療分野や領域において高度な知識やスキルを備えた薬剤師の存在が求められるようになった。このような背景を元に、医師における認定医、専門医制度を参考に、2000年に入り日本薬剤師研修センターをはじめ各種団体による薬剤師認定制度への取り組みが開始され、現在では約20の機構や学会が認定制度を実施しており、各種認定薬剤師・専門薬剤師が誕生してきた。

　認定薬剤師は、定められた期間内に集合研修や自己研修を介して規定の単位

を修得し、一定水準の知識・能力を備えた薬剤師に有効期限を設け与えられる資格である。代表的な認定薬剤師（認定機構、学会）として、研修認定薬剤師、認定実務実習指導薬剤師、漢方薬・生薬認定薬剤師、小児薬物療法認定薬剤師（以上、認定機構、学会は日本薬剤師研修センター）、がん薬物療法認定薬剤師、感染制御認定薬剤師、妊婦・授乳婦薬物療法認定薬剤師（以上、同、日本病院薬剤師会）、緩和薬物療法認定薬剤師（同、日本緩和医療薬学会）、救急認定薬剤師（同、日本臨床救急医学会）、スポーツファーマシスト（同、日本アンチ・ドーピング機構、日本薬剤師会）などがある。

　専門薬剤師は、特定の疾患や診療領域において、十分な薬学的知識を備え、他の医療従事者とともにチーム医療等で活躍できる薬剤師に与えられる資格で、治療実績や研修施設での研修などに基準が設けられている。また多くは認定のための試験が課されている。代表的な専門薬剤師（認定機構、学会）としては、がん専門薬剤師（同、日本医療薬学会）、感染制御専門薬剤師、妊婦・授乳婦専門薬剤師（以上、日本病院薬剤師会）、栄養サポート（NST）専門薬剤師（同、日本静脈経腸栄養学会）などがある。

● 医療人としての薬剤師

　日本学術会議薬学委員会の「チーム医療における薬剤師の職能とキャリアパス分科会」が2014年1月20日に提言した「薬剤師の職能将来像と社会貢献」において、医療人としての薬剤師職能として、薬剤師の責務である調剤、疑義照会を介しての薬物治療の効果・安全性の確保を挙げ、他のメディカルスタッフと協働し、医薬品の適正使用に基づく薬物療法の最適化の推進が薬剤師に課された重要な義務としている。このために薬剤師としての能力と医療職としての涵養と自律が強く求められ、病院における医療チームの一員として、地域においては在宅医療や介護制度などの担い手として、さらに地域医療に関してはセルフメディケーションやプライマリケアを担当し、地域医療の健康情報拠点・ファーストコンタクト（健康や医療の相談をする相手）としての存在意義が求められている。

● **薬物療法における新たなる職能**

　イギリスでは一部ではあるが、Patient Group Direction（PGD）システムにより薬剤師による処方や薬物投与が認められており、アメリカでは共同薬物治療管理（CDTM）というシステムが普及し、薬剤師が必要に応じ薬物療法のプラン変更（処方変更）や薬物投与を行っている。また、インフルエンザなどのワクチン接種も薬局薬剤師の業務として広く認識されている。アメリカより10年遅れていると称されることがある日本の薬剤師業務ではあるが、今後はこのような職能が求められると思われる。

　アメリカでは薬剤師は信頼できる職業の上位に位置し、ファーストコンタクトとして挙げられている。しかし日本においては薬剤師という職業は知られていても、その職能に関しての認知度は低い。すなわち薬剤師は何をし、何ができるのかということを一般国民は知らない。医療人として認識されていない現状から脱却し、チーム医療や地域医療の一員として、つまり医療人として認められることが何よりも重要であり、そのためには積極的に職能を知らしめるような「薬剤師業務の見える化」に取り組むことが必要である。

☞ 設　問

1）薬剤師法に定められた薬剤師の任務とは何か。
2）薬学部6年制教育の目的は何か。
3）認定薬剤師・専門薬剤師とは何か。

【参考文献・資料】
日本薬剤師会編（2011）『第13改訂　調剤指針』薬事日報社
厚生労働統計協会編（2014）「平成24年（2012年）医師・歯科医師・薬剤師調査の概況」『厚生の指標』61巻3号、厚生労働統計協会
日本学術会議薬学委員会チーム医療における薬剤師の職能とキャリアパス分科会（2014年1月20日）「薬剤師の職能将来像と社会貢献」

第2章
薬剤師と薬の歴史

学習目標　薬の発展と社会の変化、薬剤師の誕生と社会の変化、職能の変遷と社会の変化との関わりについて正しく理解する。

キーワード　疾病構造の変化、薬の発展、薬剤師の誕生、現代の薬の区分、薬の発展と社会

　薬というものは社会と非常に強く関わっている。人類は太古の昔から病気や障害から身を守るべく多大な努力を積み重ねてきた。薬は「社会の要求に対応して生まれ、社会の変化に応じて変わっていく」といわれている。

　例えば、疾病構造の変化をみても（図表2-1）、以前は感染症や寄生虫症にかかる人が多くいた。かつて国民病とまでいわれた結核も1950年以降急速に減少している。環境衛生の改善や医療技術の進歩、抗生物質の普及等で生活の貧しさからきていた結核などの感染症が治るようになり、急速に減少してきた。一方、高齢化や生活環境の変化に伴って、生活の豊かさゆえに起きる病気や忙

図表2-1　疾病構造の変化

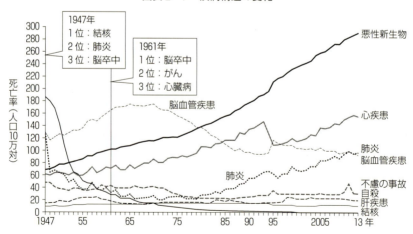

（出所）　厚生労働省「平成23年度　人口動態統計の概況」をもとに筆者作成。

> ◀ コラム1：ペニシリンの発見と抗生物質の適正使用 ▶
>
> 　1928年、細菌学者フレミングが偶然アオカビの中にブドウ球菌を殺す何らかの成分があることを発見した。その後1940年に化学者フローリーがこの成分を純粋に取り出すことに成功し、ペニシリンと名づけた。この発見により、感染症の治療に革命が起こり、長い間人類を苦しめてきた疫病の数々が影を潜めた。1950年から1960年にかけて人類の平均寿命は急上昇している。
>
> 　平均寿命の推移をみると、1935年から1936年では、男性46.92歳、女性49.63歳であった。それが1960年には、男性65.32歳、女性70.19歳とわずか25年ほどで、実に20歳近く寿命が延びている。さらに2013年には男性の平均寿命も80歳を超え、男性80.21歳、女性86.61歳まで延びている。
>
> 　抗生物は現在までに4,000種以上が発見され、10万種以上の誘導体が作られた。そのうち約150種の抗生物質が認可され、実用化されている。このように、感染症に劇的な効果をもたらした抗菌薬であるが、細菌もすばやく逆襲を開始し、耐性菌が出現してきた。すなわち抗菌薬の濫用が、耐性菌出現に拍車をかけているともいわれている。耐性菌の出現などから、薬の適正使用が重要になってきている。現在では、医薬品の適正使用に貢献することが薬剤師に強く求められている。

しい社会が引き起こすストレスに起因する病気、生活習慣病や精神障害といった病気が増えてきている。

　病原性ウイルスおよび細菌による感染症の問題についても、HIV感染症、エボラ出血熱などのウイルス感染症や従来の抗菌薬に耐性を示す細菌による感染症、O-157などの病原性大腸菌や2003年に流行った重症急性呼吸器症候群（SARS：Severe Acute Respiratory Syndrome）、また2012年に初めて確認された中東呼吸器症候群（MERS：Middle East Respiratory Syndrome）といったコロナウイルスによる感染症などのいわゆる新興再興感染症の発生によって、改めてその対策の重要性が認識されるようになった。人類は常に新しい治療法や薬の開発に努めているが、いまだ適切な治療方法が確立していないものもあり、すべてが克服されたといえない状況にある。

　このように薬は社会の変化と強く関わっているといえる。古代から薬はどのように変化し、生まれてきたのか、また薬と社会との関わりについて、歴史的に考察し、薬がどのように発展してきたかを考えていきたい。

◀コラム2:新興再興感染症▶

2012年以降、不明な点が多い中東の中東呼吸器症候群(MERS)*や中国の鳥インフルエンザA(H7N9)などの新興感染症とともに、再興感染症としては国際的に問題となっているエボラ出血熱(エボラウイルス病(EVD:Ebola virus disease))や再流行する恐れのある重篤なポリオが注目を浴びている。これらのウイルス性感染症の多くは特別な治療法はなく、ワクチンが確立しているのはポリオのみである。

* 中東呼吸器症候群(MERS)は、2012年に初めて確認されたウイルス性の感染症。原因となるウイルスはMERSコロナウイルスと呼ばれている。2003年に流行した重症急性呼吸器症候群(SARS)の原因となった病原体もコロナウイルスの仲間であるが、SARSとMERSは異なる病気である。

1 西欧の薬の歴史

●古代の薬:民間薬、伝承薬
(1) メソポタミアの薬

　紀元前4000年頃、チグリス・ユーフラテス川にメソポタミア文明が誕生した。メソポタミアの医薬はシュメール人の残した楔形文字を刻んだ粘土板に見ることができる。シュメール人の医術は占星術と深い関係にあり、すべての物事、人間の運命は、自然現象だけではなく神の意志をも表す星の運行に従うと信じられていた。病気は神の怒りにより病魔が人間にとりついて起こり、病魔は常に外より侵入するもので体にとって異物であると考えられてきた。病気が神と関係あることから、医学知識を備えた僧侶が占星術をもとに治療法や用いる薬剤を選んだ。粘土板には、ケシ、カミツレ、桂皮(ケイヒ)、センナ葉、石榴(ザクロ)根皮、甘草、オリーブ、無花果(イチジク)、棗(ナツメ)などが記録として残っている。また、外用膏薬の主成分として胡麻油を使っていた。この他に、病魔は悪臭を嫌い体から逃げ出すとの考えから、動物の糞、油の腐ったもの、焼いた羊毛など、およそ薬とは考えられない悪臭を放つものも薬として使っていた。

（2）古代エジプトの薬

　紀元前3000年頃、ナイル川の氾濫により流域に肥沃な土地が生まれ、工業、農業が起こり、ナイル川流域に文明が開かれた。

　この時代の薬については、多くの記録が残っている。エジプト人はシュメール人から輸入した楔形文字から象形文字を生み出し、ナイル川のデルタ地帯に繁茂したカヤツリ草科の植物であるパピルスに記録を残した。その代表的なものが古代エジプトの医学・薬学全書「パピルス・エーベルス」である。肺、心臓、腹部、咽頭などの疾患、眼病、血管神経疾患などの説明のほかに、それぞれの治療法や神秘的な魔術療法についても解説されている。

　メソポタミアと同じように、神秘的な観念から病気は病魔が体内に侵入して起こると信じられていた。したがって治療は、吐剤、下剤、灌腸などによって病毒を追い出すことを主としていた。吐剤には銅化合物、海葱、酢、蜜など、下剤にはひまし油、駆虫剤には石榴根皮、麻酔薬にアヘン、曼荼羅（マンダラ）などを使った。使い方としては塗布、吸入、注入や内服薬としては煎剤、浸剤として使われていた。

（3）古代ギリシャ・ローマの薬と医学──宗教的色彩から医業への分離

　メソポタミア、エジプト文明が停滞している間にギリシャ文明が生まれ、紀元前7世紀以降、医術は多彩を極めた。ギリシャ医学は自然哲学から出発した。紀元前5世紀頃、自然哲学の継承者で医学を科学として確立したのがヒポクラテスだった。彼はギリシャ医学の最高峰で医学の父とも呼ばれ、古今東西を通じて偉大な医学者として評価されている。

　ヒポクラテスは、健康、病気を自然の現象のひとつと捉え、悪魔や神のしわざではなく、何らかの障害によって起こると考えて魔術とされていた医術を科学として確立させた。この時代に宗教的色彩から本来の医業への分離が始まったといわれている。その後、諸説が出たが、170年頃にガレヌスがヒポクラテスの説を支持し、古代医学が集大成された。このヒポクラテスの考え方が日本に伝えられたのは安土桃山時代である。

　しかし古代ギリシャ時代、宗教的色彩から本来の医業を確立はしたが、医学

と薬学はいまだ未分化の状態だった。ヒポクラテスは、薬剤学にも非常に興味をもっていて、約400種類の薬草が医薬用物質として挙げられている。これらの薬品や薬草の性質を知り、それらを使って種々の製剤を作っていた。剤形としては、含そう剤、坐剤、錠剤、丸剤、軟膏剤、洗眼剤、吸入剤などがあった。また食餌療法に関しても、病気回復に重要な助けになることを主張した記述が見られる。このようにヒポクラテスは自分で薬剤を調製し、医師と同時に薬剤師の業も営んでいた。

(4) アレキサンドリア・ローマ時代の薬と薬学の芽生え

ディオスコリデス、ガレヌスの時代（紀元100年代）は、現代の薬局方のような書物がすでに整理され始めていた。ディオスコリデスが『マテリア・メジカ』（薬物学）を著している。ここでは600種の薬物を収載し、鑑別法などが詳しく記載されている。また剤形は浸剤、煎剤、硬膏剤、軟膏剤、挿入剤、散剤、嗅剤、錠剤など多種多様になり、薬の調合に技術が必要になってきた。

ガレヌスは、解剖学と生理学を基礎とし、その上に病理学、治療学が築かれるという考えで、ギリシャ医学を集大成した。ヒポクラテスの学説をさらに推し進め、科学としての医学を確立することをめざし、アリストテレスの「目的論」と統合することに努力したと考えられる。アリストテレスの「あらゆる物は目的に従って動く」、すなわち「生体は目的に従って動く統一体であり、生体の諸部分はこの目的に従って動いて生体全体に仕える」とした。したがってガレヌスは「部分は全体のために働くものであって、病人の全体を見落としてはいけない」という考えで、症状とその底にある病気を区別し、治療は病気に対して行わなければならないとしていた。

また、ガレヌスは薬物学の本も書いている。その内容は、薬物の作用論とそれに基づく薬物の分類が展開されており、薬物の種類、身体各部に対する薬物の作用、単味剤、複雑な処方の調製など治療薬の総合的な指針となるものが多数あった。また彼は、硫黄の蒸気やヒ素をも治療に利用したという。ガレヌスは植物性生薬の製剤を数多く創り出し、それらの製剤は、今日も「ガレヌス製剤」と呼ばれている。最も有名なガレヌス製剤で現在に伝えられているものに

コールドクリーム（薔薇油軟膏）がある。

●中世の医薬と薬剤師の誕生：化学の発展と医学・薬学の分離

　中世は紀元500年から1500年にわたって広がる巨大な時代である。この時代にアラビア人の登場によって西欧の薬学は新しい展開をみた。東ローマ帝国からギリシャ・ローマの文化を引き継いだアラビア人は各地の文化を積極的に取り入れ、特に化学、医学、薬学に非常に興味をもっていたので、他のどの学問よりもはるかに進歩を遂げた。9世紀初めにはバクダッドに病院が建設され、独立した薬局や調剤所が初めて記録に現れた。イタリアのサレルノには大学が起こり、12世紀の初めにはヨーロッパ各地に薬局ができ、薬剤師という職種が生まれた。

（1）アラビア人の医学・薬学に及ぼした影響

　医師の職務と責任に対する優れた見解、これは医学・薬学における倫理の発展に大きく影響を及ぼした。アラビアの医学は翻訳時代を経て、独自の路線を打ち立てた。病院を作り、臨床にはヒポクラテスの原則を奉じ、学説にはガレヌスの説を取り入れた。

　またアラビア人は、水薬、アルコール、香水を初めて製造した。その他吸入による麻酔についての記述も見られる。この麻酔法はトリカブトとダツラとヒヨスを調合したものを用いたといわれており、おそらく中国から学んだと思われる。

（2）錬金術の発展と薬学

　錬金術はアレキサンドラ時代に発生したが、アラビアに伝わって最盛期を迎えた。錬金術は「ある種の薬、つまり錬金薬の調製を探る学問で、それによってできた錬金薬を不完全な金属に注ぐと完全な金属に変えることができる。つまり金にすることができる」というものだった。錬金術の研究から万能薬（不老長寿の薬）や金は作れなかったが、神秘的で幻想的で魔術的であった化学・薬学を実験中心の場に位置づけた。

結晶、昇華、溶解などの研究・解明が進み、不純物を除去して物質を純化する錬金術の技術により、薬学は非常に進歩した。すなわち錬金術の発展により薬の種類が増加し、薬剤の科学的な調製法の幅を広げた。その結果医師が薬剤師も兼ねることが困難となり、職能の分化が芽生え始めた。1178年には、フランスで、薬剤師のことが初めて記録に登場している。

（3）医学・薬学の発展——医薬分業の芽生え

1224年、シシリーのフレデリック2世が出した薬事に関する法律では医業と薬業をはっきりと区別していた。これは毒殺を恐れて医と薬を分離したといわれている。すなわち、病気を診断する者と、薬を保管・管理する者とに分けたと考えられる。

13世紀中に薬局は薬品を製造して調合する独立した場として急速に西欧各地に広まっていった。その後14世紀になって薬学は独自の職業として台頭し、その職務も業務も医学とは別のものとなっていった。西欧社会では、医薬分業が確立していった時代である。

もともとヨーロッパでは毒と薬は同じ次元で扱われており、毒の仲間である薬の取り扱いには注意が必要であり、本来持っている毒作用に対する方策をたてるのは、社会として当然のことであると考えられてきた。したがって「毒を薬として使う」としてきたアラビアやヨーロッパ諸国では、個人にとっては薬でも社会では厄介者であること、薬の悪い性質を抑えて、安全に、効果のあるように利用することをよく知っていた。そのような社会では共通の認識が生れ、薬をうまく扱い、被害を受けぬように、絶え間のない努力を続けてきている。薬は大変難しいものと考えられており、被害を受けた経験を繰り返すまいと、様々な工夫が凝らされてきた。このような国では、国民（消費者）の側から、薬とはどんな物か、どんな扱いをするのがよいかという点について、家庭でのしつけや学校での教育に、長い歴史をもっている。薬に関する常識をもつことは誰にも必要なことであり、同時に薬を専門に扱う職業人を、ただ薬を売って儲ける商人としてではなく、地域社会への貢献意識を先行させるように育て上げられてきた。

昔は様々な人々が薬を扱っていた。薬剤師も初めはこれらの人々にまじって、薬のほんの一部分を取り扱っていたに過ぎない。しかし、これらの人々のなかには、ほんとうに人助けをしようというより、病人の弱みにつけこんで儲けようとする者が出てくるものである。それでは困るということで、本気で病人の立場で仕事をしてくれる、薬の取り扱い者が欲しいという希望はどこでも共通していた。そのようなときに、ヨーロッパで進んで仕事を引き受けたのが、香料商の一部の人たちだった。すなわち薬剤師の先祖である。その律儀で頑固な仕事ぶりに町の人たちも信頼を寄せ、最初は薬の取り扱いは副業に過ぎなかったこれらの人々を、薬の責任者とした。そしてこれらの国では今も薬を取り扱うことができるのは、薬剤師だけである。住民から薬の安全で効率的な取り扱いを任された薬剤師は、科学的な合理性や先見性をもっていたうえに、常に社会への貢献を意識していた。融通がきかないとか、頑固とか、変わった職業体質をもっているといわれるが、その特徴は次のようなものである。

①秤量の確かさ
②品質の管理
③薬の共通規格の作成（薬局方の制定）
④薬の成分の明示（用法・用量などの情報公開を行った）
⑤危険な薬（毒薬）の管理（地域社会の住民の安全に貢献）
⑥薬の価格を公定（暴利をむさぼる人、いかさま薬やにせ薬を売る人を排除）

このように長い間の努力、生き方が認められて薬剤師の職能が確立されてきた。これ以降、ヨーロッパで医薬分業（職業の独立）の考えが広まっていった。

●近代の医薬

17世紀から19世紀にかけて、自然科学は大きな進歩を遂げ、ことに化学は近代科学として確立され、その化学を基礎とする薬学が誕生した。

ルネッサンスから大航海時代へ、主権国家（国王が主権を握っている）から国民国家へ、薬も神秘性が解明されて、医学が宗教から独立した時代でもあった。

また近世ルネッサンス期は、地動説が唱えられたり、人体解剖が行われたり

と、今までの常識を覆すような科学的理論が出現してきた。

(1) 薬学の成立

この時代は科学技術が発達し、薬剤師の活躍が目立つようになった。新しい薬剤や化学物質が医薬品として出現するとともに、これらの研究に非常に多くの薬剤師が携わった。薬を科学的に評価し体系化する科学としての薬学が成立してくる時代であった。

また多くの薬局方がこの時代に、作られるようになった。1546年に、薬剤の調製法や保存法などを記したコルドウスの薬局方が作られ、ニュールンベルク市の薬剤師に配られた。これが薬剤の調製法や保存法などを記した世界で初めての公定書である。その後、ヨーロッパ各地に多くの都市制定の薬局方が出された（図表2-2）。

図表2-2　都市制定の薬局方

1618年	ロンドン薬局方（1028種の単味薬品、932種類の製剤、化合物が含まれている） →国王のジェイムス1世は国内のすべての薬剤師はこの薬局方に従うよう布告した。
1624年	フランクフルトローマ薬方書
1627年	アウグスブルグ薬局方
1636年	アムステルダム薬局方
1640年	リール薬局方
1641年	ボローニア薬方書
1695年	ツールーズ薬局方
1696年	フローレンス処方集
1698年	ブランデンブルグ薬局方

(2) 薬剤師の活躍

17世紀に化学者の父、化学者の開祖といわれたロバート・ボイルが現れ、近代化学の基礎を作った。化学が発展した結果、新しい薬物、化学物質が医薬品として出現してきた。

18世紀後半にボイルの後の化学者として現れたカール・ヴィルヘルム・シェーレは薬剤師として働きながら、化学研究に打ち込み、酸素を発見した。また彼は空気が2種の気体から成り立っていることを種々の実験から確かめ

た。シェーレは酸素のほか、塩素、マンガンの2元素を、さらに窒素、水素、塩化水素、アンモニア、シアン化水素やリンゴ酸、クエン酸、酒石酸などの有機酸や乳糖、グリセリンなど多くのものを発見した。

18世紀末から19世紀にかけて西欧では優れた化学研究が行われ、薬剤師の活躍が目立った。ドイツの薬剤師、ゼルチュルナーはアヘンの催眠作用に興味をもち、その有効成分の単離に成功した。この塩基性物質を、ギリシャ神話の眠りの神（Hypnos）の息子で夢の神であるモルフィウス（Morpheus）にちなんでモルヒネと命名した。その後モルヒネの製造法、用量、薬理作用についての成果を論文発表し、その業績が世界中に広がっていった。

モルヒネの発見に刺激された研究者は、植物性成分から多くの有効成分の抽出に成功した。フランスの薬剤師ペルティエは他の薬剤師とともに、ホミカの種子からストリキニーネを、キナ皮からキニーネを、またイヌサフランの球根からコルヒチンを抽出している。1818年にはドイツの薬剤師マイスネツがこれらの有効成分がいずれも塩基性物質であり、アルカリに似ていることからアルカロイドと命名した。この他にもニコチン、アトロピンを発見したのも薬剤師であった。

（3）製薬工業の誕生と医薬品

19世紀初めの十数年間に西欧の薬剤師は薬用植物から多数の有機化合物を抽出し単離することに成功した。このことが有機化合物の発展に弾みをつけ、構造の解明、分類化が進み、合成技術が発展していった。薬剤師は優れた実験科学者としても活躍した時代であった。そして、有機合成の技術によって製品化された化合物が体内でどのように作用を及ぼすかを薬理学によって確認するようになった。西欧は有機化学と薬理学の2つの学問の発展により、薬学の近代化を進めていった。

有効成分が発見され、合成技術が進歩した結果、製薬工業が起こり、薬は工場で大量に作られるようになった。その結果、薬局製剤や複雑な調剤業務が少なくなり、薬局の専門性が失われていった。

この頃、日本は幕末の混乱期で、薬学の発展は大きな遅れをとった。

2 日本の薬の歴史

　日本の薬は西欧とはまったく違う過程を経て発展してきた。最初は、洋の東西を問わず、下剤や吐剤を用い、祈祷によって体内に潜んだ悪魔を追い払うことで病気の治療を行った。その後、奈良朝以前から江戸末期に至るまで、日本の医学、薬学は朝鮮半島、中国大陸の影響を受けていた。薬学の概念、薬剤師という職種もなかった。

　明治以降、西洋的な考えのもと近代化が進められた結果、薬に関しても、薬学が導入され、薬剤師という新しい職種も制度化された。

●古代から江戸時代の医薬

（1）大陸からの薬物の伝来──古事記・日本書紀にみる薬（奈良時代）

　この時代は塗り薬、はり薬といった外用としての薬が中心であった。また、鳥獣が傷を負ったとき温泉や鉱泉に傷口を浸しているのを見て、温泉に入り、傷を治したという伝説も残っている。内服としては、酒や草木の葉、根、皮、実などが用いられた。酒には麻酔作用、さらに精神発揚作用があることが知られていた。

　4世紀末になって朝鮮半島を通じて諸種の文物が入ってくるようになり、医書や薬物なども伝わった。

（2）飛鳥時代の薬

　飛鳥時代（6〜7世紀）にはすでに薬草を栽培していたことが記録に残っている。また牛乳から牛酪をつくるなど製薬が初めて行われたのもこの時代である。唐制にならった医薬制度を取り入れたことから、江戸末期に至るまで中国の影響を受けることになった。

　唐の制度にならって、701年大宝律令が制定された。律令中に医薬制度を規定する法律「医疾令」が設けられ、医事をつかさどるべき中央官庁として宮内庁に典薬寮（てんやくりょう）がおかれた。また、特に皇室の医薬をつかさどるところとして、別に中務省（なかつかさしょう）に属する内薬司（うちのくすり

し）および薬司がおかれた。形のうえでは、薬司は薬の調合をし、差し上げ、侍医は診断、治療を行うことになっていた。

(3) 鎌倉時代

　鎌倉時代は、宋に留学する僧侶が多く、僧侶によって宋医学が持ち込まれ、医術が行われた。そのため仏教の普及につれて、医術は民間に深く入り込んできた。この時代に喫茶の習慣が入ってきたが、嗜好品としてではなく、薬として飲まれた。栄西は『喫茶養生記』を著しているが、その中で、喫茶が人体に及ぼす影響、薬用的効果について事細かに記載している。「茶は養生の仙薬なり延命の技術なり」の書き出しで始まり、茶の効用、茶の栽培、採取、製造にも触れている。

(4) 安土・桃山時代

　この時代の医薬に関する特徴は、南蛮文化の影響である。イエズス会士フランシスコ・ザビエルが日本にきて、布教のかたわら諸種の慈善事業を起こし、育児院や病院を開設して患者の施療をした。ポルトガル人、スペイン人が伝えた医学であることから、南蛮医学と呼ばれ、ヒポクラテスの考え方が伝えられた。

　外科の薬物としては、主に膏薬類が用いられた。これらの膏薬類は、車前草（オオバコ）や川芎（センキョウ）、蓬（ヨモギ）、松脂（マツヤニ）、明礬（ミョウバン）といったものが使われた。これらの薬物の多くは、日本、中国の産物だった。

(5) 江戸時代の薬

　実物経済から貨幣経済へと移行し、薬品流通が整備され、薬店、薬種商により売薬が出回るようになった。鎖国下にあっても長崎を中心に蘭学が導入され、西欧の知識の摂取も忘れなかった。18世紀には蘭書を翻訳した『解体新書』が刊行され、蘭学がおおいに発展した。19世紀幕末に至るまで西欧の影響をさらに受け、西欧の学術を取り入れる基盤が作られた。特にシーボルトによ

> **◀コラム３：江戸時代のくすりがわかる本「救民妙薬」▶**
>
> 　水戸徳川家第２代藩主の光圀公が編纂した漢方書である。この書は水戸藩の藩医、穂積甫庵によって書かれた。医者がいない、薬が手に入らないという人たちのために、求めやすい漢方薬の処方や民間療法などの情報が書かれている。難しい用語には説明が書き加えられたうえに、振り仮名もふられており、いろんな病気や怪我について、どのような薬をどのように用いればよいかを解き明かしている。比較的安価でずいぶん普及したと伝えられている。内容は本草類だけでなく、治療に役立つのであれば身近なものの活用もすすめており、健康を回復し、長寿を得るには、一にも二にも自然の理に適うにしくはないとも説いている。

り、蘭学は頂点に達した。しかし、日本の薬品製造は江戸時代以前から漢方医学が中心で、化学薬品は多少とも用いられていたが、江戸末期に至るまで理化学的操作を応用する製薬業はほとんどなく、非常に遅れていた。江戸幕府には御製薬所という官職があったが、生薬を加工して丸散剤などを作るに過ぎなかった。

　江戸末期には、華岡青洲によって全身麻酔薬「通仙散」が完成され、1804年、世界で初めて全身麻酔による乳がん摘出手術が行われた。これは、1846年にアメリカで実施されたジエチルエーテルによる麻酔よりも40年ほども前のことであった。この通仙散は、チョウセンアサガオ（曼荼羅華）やトリカブトなど６種類の薬草からなっていた。しかしこの手術のことも、通仙散の成分も、麻酔という概念も海外に普及することはなかった。欧米の医学者が青洲の偉業を知ったのは、かなりの年月がたってからだといわれている。

　19世紀初め頃から幕末、明治初めにかけて、化学、製薬に関する多くの著書が刊行されたが、薬品製造はほとんど行われなかった。しかし西欧の学術、科学が一部の人たちに理解され、日本の近代化への道が開かれた。それに伴って、薬についても洋薬が浸透していく素地が作られていった。

● 明治時代の医薬

（１）薬剤師職能の誕生

　日本では、医師が薬師と呼ばれていたように医師自身が薬を患者に与えてい

◀コラム4：江戸末期に刊行された化学・薬学関係の本▶

『内外三法方典』（ないがいさんぽうほうてん）1805年
　薬品製造について記した書物。生薬の種類とともに製剤および化学薬品の製造法を解説している。全5巻6冊で、製薬、処方、治療の3法からなっている。化学薬品の製造法については、例えば硝酸は硝石に硫酸を加えて蒸留して作る方法が紹介されている。

『遠西医方名物考補遺』（えんせいいほうめいぶつこうほい）1822年
　各種製剤と化学薬品の製法を記述した書物で、化学を重視している。初めて元素、ガス、酸素、窒素、炭素、大気などを記し、化学を知らなければ薬物製錬の原理が理解できないとしている。薬物研究に化学が必要であることを述べている。

『舎密開宗』（せいみかいそう）1837年
　近代化学書の始まり。内容は元素化合物の製法、性状から一般化学変化にまで及び、化学が医薬と重大な関係があることを強調した。医薬界はこの書によって薬品の本質、変化の原理を知り、近代科学の一端に触れることになった。

『ワートル薬性論』1856年
　ワートルの薬物学書の翻訳本。特徴は薬物をその作用によって分類していることである。

たので、薬剤師という職能が出現するのは、明治維新を待たなければならなかった。

　明治政府は1871年ドイツ医学の導入を決定し、ドイツからミューレルとホフマンの2人の医師を招へいした。彼らは現在の東京大学医学部の教授として教えたが、医制度の確立にも着手し、「日本の医業の隆盛を期するには、薬学の研究も併せ行い、医学、薬学を併立して行わなければ立派な医制は確立できない」と勧告した。1874年に医制が制定され、その中に医薬分業が規定された（34条、41条）。1889年には薬律と呼ばれる「薬品営業並薬品取扱規制」が制定され、薬剤師の名前が初めて用いられるようになった。ヨーロッパより遅れること650年であった。

（2）製薬工業の誕生と発展

　明治政府は、従来の漢方医学を廃し、ドイツ医学を導入したが、医薬品も主としてドイツからの輸入に頼った。これらの医薬品の品質を確保するために、

1886年日本薬局方が制定された。

　その後、西洋薬の局方医薬品の国産化をめざして明治政府は半官半民の大日本製薬会社を東京に設立した。ドイツ留学で有機化学を学んだ長井長義を技師長として、局方医薬品の製造が始まった。これが日本に製薬工業を興す基盤となり、大阪には武田、田辺、塩野の各商店が、共同でヨード製剤などの局方医薬品を日本特産の海草を原料として製造することを始めた。そして数年後にはアジア諸国に輸出できるまでになった。

　またこの時代、日本人による有効物質の発見や有効成分の単離に成功した。例えば、古くから使われていた"麻黄"の有効成分エフェドリンが長井長義、山梨元忠によって単離され東京大学医学部薬理の大沢謙二らによって、このエフェドリンの薬理作用に散瞳効果があることが認められた。その後1927年に、中国の研究者により、このエフェドリンに気管支拡張作用が認められ、現在、喘息治療薬として使われている。

3 現代の薬

●医薬品の定義

　現代の日本において薬（医薬品）はどのように定義されているのだろうか。医薬品医療機器等法は第2条で以下のように定めている。

　第1は、「日本薬局方に収載されている物」である。日本薬局方とは、重要な医薬品を収載し、それらの品質規格を定めている公定書である。すなわち、日本薬局方に収載されているものは医薬品であると、薬事法では定義されている。第16改正日本薬局方第2追補（2014年）では、1896品目の医薬品が収載されている。

　日本薬局方には、アスピリンのように誰が考えても医薬品に違いないものだけでなく、でんぷんや乳糖のような医薬品としての効果はないが、錠剤などを作るときの賦形剤として使用されるものも収載されており、医薬品として取り扱われる。

　定義の2つ目として「人又は動物の疾病の診断、治療又は予防に使用される

ことが目的とされている物」は医薬品であるとしている。この定義には2つの要素がある。

　医薬品というと、病気の治療のために使用するものと考える人が多いかもしれないが、それだけではなく、予防と診断に用いるものも医薬品であると医薬品医療機器等法では定義している。したがって、予防に用いられるワクチンや、胃の検査で用いられるバリウム、尿中の蛋白や糖を調べる試験紙なども医薬品になる。医薬品とは、「病気の診断、治療、予防の3つの目的に使用されるもの」ということになる。

　定義の3番目は「人又は動物の身体の構造又は機能に影響を及ぼすことが目的とされている物」である。これは化学物質や植物成分の中には、疾病の治療や診断、予防に用いられないけれども、ある作用を期待して使用されるものがあることから、「医薬品として規制する必要がある」ということである。例えば、避妊薬とか、やせ薬として売られるような「食欲減退剤」といったものがある。

　医薬品か否かの判断の基準は、医薬品医療機器等法からいうと、医薬品の本質が何かではなく、どういう目的で用いられるのか、すなわち疾病の診断、治療、予防の目的に使用されるものかどうかということになる。

　使用目的が、第1の判断基準とすると、例えば蕎麦が高血圧によいと宣伝していた場合、蕎麦は医薬品になるのかどうか、あるいはいわゆる健康食品と呼ばれるものが、「がんを防ぐ」とか「糖尿病が治る」などの効能効果を謳った場合、食品ではなく、医薬品医療機器等法でいう医薬品になるのかどうか。医薬品医療機器等法では医薬品かどうかの判断には、まず使用される目的が重要であるが、それだけでは決められない。

　厚生労働省はどこまでを医薬品というかについて、医薬局長の通達を出している。それによると、以下の4点にまとめられる。

① 医薬品として開発され、使用されてきたものは医薬品である。例えばアスピリンなどのように誰が見ても医薬品と目されるものは、使用目的を謳う、謳わないにかかわらず医薬品である。
② 医薬品としても使用され、食品などにもよく用いられるものについては、

その使用目的、使用方法、剤形から判断して、医薬品か否かを判断する。例えばビタミンCは医薬品としても使用されるが、食品にもよく用いられる。このような場合、薬を思わせるような効能効果を標榜したり、用法用量を設定したりしなければ、医薬品とはみなされない。
③　食品として使用されることの方が一般的であるものについては、医薬品のような使用目的をいわない限り、剤形が薬に用いられているようなカプセルや錠剤等であっても、「食品」である旨を明示しておけば、食品とみなされる。
④　明らかに食品であるもの、つまり蕎麦などにおいては、どのように効能を謳っても医薬品とはみなされない。

●医薬品の区分

2014年の薬事法改正において、医薬品は①薬局医薬品、②要指導医薬品、③一般用医薬品に大別され、厳密には医薬品医療機器等法および医薬品医療機器等法施行規則において、**図表2-3**のように区分された。

医薬品の中で、医療用医薬品のみが医師の処方箋に基づき薬剤師が調剤した後に販売することができ、原則的に医師の処方箋なしに販売することはできない。一方、医療用医薬品以外は、消費者が薬剤師等のアドバイスを参考に、自己判断で購入することができる。また、医薬品の呼称に関しては、薬局医薬品を医療用医薬品、薬局製造販売医薬品を薬局製剤と称することが多い。また、第1類医薬品、指定第2類医薬品、第2類医薬品、第3類医薬品をまとめて一般用医薬品と称する。

（1）薬局医薬品（医療用医薬品）

病院や診療所などの医師や歯科医師による処方箋または指示によって調剤されることを目的として供給される薬である。薬局医薬品は、病気を治療したり、病気を診断することを目的とした薬であり、約2800種類が薬局医薬品として認められている。多くの薬が1つの成分からできており、病気やその症状により適宜薬を組み合わせることができる。

図表2-3　医薬品の分類

分類 事項	薬局医薬品		要指導医薬品	一般用医薬品			
	医療用医薬品	薬局製造販売医薬品		第1類医薬品	指定第2類医薬品	第2類医薬品	第3類医薬品
説明	人体に対する作用が著しく重篤な副作用が生じるおそれのある医薬品	薬局の設備・器具を用いて製造し、薬局で直接消費者に販売・授与する医薬品	ダイレクトOTC、スイッチ直後品目、毒薬、劇薬	特にリスクが高い医薬品	リスクが比較的高い医薬品（特に注意を要するものを指定第2類医薬品とする）		リスクが比較的低い医薬品

　医療用医薬品については、人体に対する作用が著しく、重篤な副作用が生じる恐れがあるため、薬剤師が対面で情報提供・指導をすることが義務づけられている。

（2）薬局製造販売医薬品（薬局製剤）
　薬局製造販売医薬品は、薬剤師が薬局で、薬局の設備と器具を用いて製造し、消費者に直接販売する医薬品で、薬局でのみ製造販売できる医薬品である。製造から販売まで薬局内で完遂できるため、薬剤師が知識・技能を発揮でき、さらには薬局のオリジナリティーを出せる医薬品である。
　製造できる医薬品は「薬局調剤指針」に適合する必要があり、成分や分量、製造方法はもちろん、用法および用量、効能・効果、貯蔵方法、有効期間、試験方法などが規定されており、2009年1月現在、承認を要する385品目と承認不要の9品目の計394品目が薬局製剤に指定されている。
　薬局製造販売医薬品を製造販売するためには、薬局ごとに製造販売業許可および製造業許可が必要となり、承認を要する385品目については製造販売承認が、承認不要の9品目については、製造販売の届出が必要となる。

---◀ コラム5：一般用医薬品のインターネット販売 ▶---

　一般用医薬品のインターネット販売では、医薬品の安全・安心を確保するために新たなルールが設けられた。このルールに基づき、専門家による情報提供を適切に行ったうえで実施しなければならない。インターネット販売は許可を受けた薬局・薬店（店舗販売業）しか行うことができない。また実際の店舗に貯蔵・陳列している製品しか販売できない。インターネット販売を行う場合は、保健所への事前の届出が必要である。

（3）要指導医薬品

　要指導医薬品は2014年の薬事法改正で新たに区分が設けられた、一般用医薬品とは異なる「医療用に準じたカテゴリーの医薬品」で、販売時に薬剤師による情報提供・指導が義務づけられている。スイッチ直後品目（医療用から一般用に移行して間もなく、一般用としてリスクが確定していない薬）と劇薬指定医薬品が要指導医薬品にあたる。2014年6月12日時点でスイッチ直後等品目16成分15品目と劇薬5品目、計20品目が指定されている。要指導医薬品の販売は薬剤師が購入を希望する消費者に対面で販売することが義務づけられており、インターネット販売や郵送での通信販売などの「特定販売」は許可されていない。

　スイッチ直後品目については、安全性調査によるリスクの確定後に、一般用医薬品としたうえで、インターネット販売を認めるとされている。安全性調査期間は原則3年で一般用医薬品へ移行させることとなる。

（4）一般用医薬品

　第1類医薬品は、一般用医薬品として使用経験が少ないなど安全性上"特に注意が必要"な医薬品である。店舗では、薬剤師の説明を聞かずに購入することがないよう、すぐには手の届かない場所に陳列することとされている。販売は薬剤師に限られており、販売店では情報を提供する場所において対面で、書面による情報提供が義務づけられている。

　第2類医薬品は、副作用、相互作用等で安全上"比較的注意が必要"な医薬品で、より注意を要するものは指定第2類医薬品となっている。第2類医薬品

には、風邪薬や解熱剤、鎮痛剤など日常生活で必要性の高い製品が多く、専門家からの情報提供が努力義務となっている。

　第3類医薬品は、使用するにあたって比較的リスクが低い医薬品である。専門家による情報提供は努力義務である。一般用医薬品は、インターネット販売や郵送での通信販売などの「特定販売」が認められている。

【OTC医薬品】
　一般用医薬品のことをOTC医薬品と称することがある。OTCとはOver The Counterの略で、薬局・薬店などで、薬剤師がカウンター越しに薬を手渡すことからきたアメリカで生まれた言葉である。一般にOTC医薬品の役割は、セルフメディケーションといわれている。つまり、医師にかかるまでもない日常の軽度な疾病に伴う症状の改善や予防、保健衛生を目的としているので、当然のことながら薬として使える成分と量が法律で制限されている。しかし医療用医薬品とまったく同じ成分の"くすり"が薬局などで購入できるように転用（スイッチ）された「スイッチOTC[*]」が増えてきている。一方、医療医薬品としての使用実績が無い成分を用いた医薬品が要指導医薬品や一般用医薬品として販売されることがある。これらは直接（ダイレクト）市販されたOTC医薬品であるので、「ダイレクトOTC[**]」と称される。

[*] 　スイッチOTC薬は、医療用に限って使用されていた有効成分が含まれる一般用医薬品である。すなわち医療用医薬品の有効成分をOTCへ転用（スイッチ）したものをいう。医療用医薬品として長く使われた経験から次のようなことが評価されて認められている。
① 　発生した副作用がよく調べられており、発生頻度が比較的少ない
② 　作用が医療用医薬品の中では比較的穏やかで、自己判断が容易な病気や症状に対する使い方が理解しやすく、分量や回数を間違える危険性がない
③ 　使用上の注意が複雑ではなく、他の薬や食べ物、飲み物との相互作用が少ない
　　スイッチOTCには、H2ブロッカーという、胃の中にあるヒスタミン受容体に作用して胃酸の分泌を抑える薬ファモチジンや、非ステロイド性消炎鎮痛剤ロキソニンなどがある。

[**] 　ダイレクトOTC薬は、新しい有効成分が医療用医薬品という段階を経ずに、直接（ダイレクトに）一般用医薬品（大衆薬、OTC）として、申請され承認されたもので、代表的なものに、発毛・育毛の効果のある成分「ミノキシジル」がある。本来は血圧降下薬として開発されたものであったが、開発中に副作用として発毛効果が認められたことにより、改めて発毛剤として開発され医薬品となった。ダイレクトOTCは、スイッチOTCと同様に、医療用医薬品に匹敵する高い有効性がある一方、副作用もあるので、承認される際には情報提供の方法、広告宣伝方法、販売方法に関して、通常のOTCよりも厳しい条件が付加されている。

●健康食品・サプリメント

　健康食品とは、健康の保持・増進および健康管理の目的のために摂取される食品をいう。一口に、健康食品といっても、健康に効果があると科学的に証明されているものから、詐欺まがいのものまで、いろいろある。そこで、厚生労働省は、健康食品について「健康機能を表示できるもの」「表示はできないがある程度基準を満たしているもの」など、健康食品の信頼性を確保・保証するために、以下のように区分している。

①健康増進に役立つことを表示できる「保健機能食品」
②健康機能を表示できないが、不足した栄養成分を補給したり、健康を維持するために用いられる「健康補助食品」（カプセル・錠剤タイプも可）
③食事療法を必要とする人や、健康上特別な状態にある人向けに特別に作られた「特別用途食品」
④健康機能を表示できない「その他の健康食品」

　保健機能食品はさらに2つに分類されていて、特定保健用食品（トクホ）と栄養機能食品に分けられている（図表2-4）。

(1) 特定保健用食品

　特定保健用食品とは、消費者庁（2009年8月末までは厚生労働省）の審査により、食品の成分に健康の維持増進に役立つ作用があると認められ、「血圧を正常に保つことを助ける食品です」「カルシウムの吸収を助ける食品です」や「肉体疲労を感じる方に適した（役立つ）食品です」など効果（許可表示内容）の表示ができる食品である。現行では、「個別許可型」「規格基準型」「条件付き特定保健用食品」があり、有効性および安全性について、基本的に消費者庁および食品安全委員会の審査を経ることとされている。

個別許可型：消費者庁の審査を経て個別に許可された食品。

規格基準型：特定保健用食品としての実績が十分で、科学的根拠が蓄積されており、定められた規格基準に則り、個別審査を行わず消費者庁において規格基準の適否が審査された食品。

条件付き特定保健用食品：特定保健用食品として求められている有効性の科学

図表2-4　健康食品の分類

医薬品	食　品			
医薬部外品も含む	健康食品			一般食品
	保健機能食品 （法律に位置づけのある健康食品）			
医薬品医療機器等法に基づく認可	特定保健用食品 （個別許可型） （規格基準型）	栄養機能食品 （規格基準型）	健康補助食品等	
	許可された「健康表示」可	定められた栄養成分の機能のみ表示可 （17成分） ミネラル　5種類 ビタミン　21種類	機能や保健の効果、薬の効能・効果の表示不可	

的根拠のレベルには届かないものの、一定の有効性が確認され、限定的な科学的根拠である旨の表示をすることを条件として許可された食品。

いずれも審査により表示が許可されると、「特定保健用食品」と「トクホマーク」を表示できる。以前は、食品形態のものだけであったが、錠剤、カプセル剤なども認められるようになった。

（2）栄養機能食品

栄養機能食品は、厚生労働省が機能表示を認める栄養成分を一定量含有するなど、規格基準を満たせば、個別審査を受けずに、「栄養機能食品」の表示とともに、食品に含まれる栄養成分の機能を表示することができる。その成分は12種類のビタミン（ナイアシン、パントテン酸、ビオチン、ビタミンA、ビタミンB_1、ビタミンB_2、ビタミンB_6、ビタミンB_{12}、ビタミンC、ビタミンD、ビタミンE、葉酸）と5種類のミネラル（ミネラルはカルシウム、鉄に加えて、2004年4月にさらに銅、亜鉛、マグネシウムが加った）に限定されており、形態は特定保健用食品同様、錠剤、カプセル剤等の形態が認められている。

（3）特別用途食品

特別用途食品は、乳児、幼児、妊産婦、病者などの発育、健康の保持・回復などに適するという特別の用途について表示（特別用途食品マーク）を国が許可した食品である。特別用途食品には、病者用食品、妊産婦・授乳婦用粉乳、乳児用調製粉乳およびえん下困難者用食品がある。表示の許可に当たっては、許可基準があるものについてはその適合性を審査し、許可基準のないものについては個別に評価を行っている。

特別用途食品マーク

現在55件の食品が許可されている（2014年4月21日現在）。

（4）その他の健康食品

その他健康食品には、「健康補助食品」「栄養補助食品」「サプリメント」「栄養強化食品」「栄養調整食品」「健康飲料」といったものがあるが、これらは行政、つまり厚生労働省がその効果を確認したものではない。「健康補助食品」「栄養補助食品」「サプリメント」などは、バランスのとれた食生活が困難な場合に不足した栄養分を補給したり、健康維持のために用いられる食品と考えられている。これらの中には厚生労働省所管の日本健康・栄養食品協会が、含有成分の有効性、安全性、製造工程、パッケージの表示内容などについて規格基準に基づき厳正審査をして、JHFA（Japan Health Food & Nutrition Food Association）認定マークの表示を許可した食品がある。ただし、パッケージ等に健康機能を表示することは認められていない。

このJHFA認定マークの表示が許可されたものを「健康補助食品」と呼んでいる。これらの例には「大豆レシチン」や「プルーンエキス」があるが、JHFAの認定はこれらの商品の中身である栄養成分や有用成分が表示どおり含まれていることや、栄養成分を補給し何らかの健康増進効果があることを保証しているだけである。それ以上の保証はしていないので、「即効性」「万能」「副作用がない」といった誇大広告には注意が必要である。

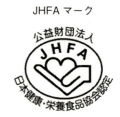

JHFAマーク

☞ 設問
1）薬の発展と社会環境の変化について考えてみよう。
2）ヨーロッパ社会で薬剤師はどのようにして誕生してきたのか。
3）薬剤師職能の変遷について社会の変遷を通して考えてみよう。
4）日本での医薬品にどのような種類があるか。
5）要指導医薬品について説明してみよう。

【参考文献・資料】
天野宏（2000）『概説 薬の歴史』薬事日報社
医療保険制度研究会編（2005）『目で見る医療保険白書―医療保障の現状と課題―（平成17年度版）』ぎょうせい
大久保一徳・山本健次ほか編著（2006）『社会薬学入門』法律文化社
長嶺幸子編著（2008）『社会薬学への招待』法律文化社
日本薬学会編（2004）『薬学と社会』東京化学同人
山川浩司（2000）『国際薬学史』南江堂
厚生労働省（2014）「一般用医薬品のインターネット販売について」

第3章
現代医療の倫理 ■生命倫理学入門

学習目標 生命倫理や医療倫理と呼ばれるものが、具体的にどのようなものなのかを、その多面性において理解する。

キーワード 脳死と臓器移植、死の再定義、生殖補助医療、遺伝子診断、遺伝子情報、尊厳死、死ぬ権利、患者の自己決定、インフォームド・コンセント、QOL

　本章では、最初に生命倫理とはどういうものかを具体的に知ってもらえるように、生命倫理における代表的なテーマを取り上げて、どのような問題があるのかを説明する。事例として取り上げたテーマは、脳死と臓器移植、生殖医療・新遺伝学、安楽死・尊厳死の3つである。これらのテーマはいずれもそれぞれに検討すべき多方面の問題を抱えている。技術革新そのものが引き起こす問題だけでなく、そのような技術をできる限り有効に、患者個人や社会全体にとって利益となる方法で受容する際に必要とされる社会的な制度や仕組み、あるいは法律やガイドラインを設定する際に生じる問題点などを確認することで、生命倫理というものが、単に倫理的、医学的・医療的な問題ではなく、社会的、制度的な問題でもあることを強調する。その後で、以上とはまったく次元の異なる問題として、医療専門職と患者とのあるべき姿が、1960年代から70年代にかけて根本的に変化したことについて述べ、そのことが現代医療における倫理的問題を一層複雑なものにしていることを指摘する。

1 生命倫理学とは何か——事例からその多面性を理解する

　生命倫理学という日本語は、もともと英語のbioethicsの訳語である。この英語は、bio（生命という意味のギリシャ語に由来する言葉）とethics（倫理もしくは倫理学という意味のギリシャ語由来の言葉）から成り立っている。したがって、この語を素直に解釈すれば、「生命に関わる倫理的問題を取り扱う学問」と一般的に説明することができるだろう。生命倫理学の基準的な事典『生命倫理学百

科事典（*Encyclopedia of Bioethics*）』（第2版、1995年）を編纂したワレン・トーマス・ライクも、生命倫理学という言葉のそのような広い意味での使い方を推奨している。

　ところで、「生命に関わる倫理的問題」とは具体的にはどういうものだろうか。また、それらの問題はどういう条件において、どのような状況で生まれ、さらにどのような方法あるいは仕方で解決が試みられるのか、あるいは試みられてきたのだろうか。以下ではこのような視点から、いくつかの具体例とともに見ていくことにしたい。

　まず思いつくのは、日本でも大きな話題となった脳死と臓器移植に関わる問題、あるいは体外受精や顕微授精といった生殖医療をめぐる様々な問題、遺伝子診断や遺伝子治療の問題ではないだろうか。その他に、日本の研究者がノーベル賞を受賞して話題になり、マスコミでもよく取り上げられる iPS 細胞（induced pluripotent stem cells）研究などの再生医学の潜在的な可能性に含まれる問題もあるだろう。iPS 細胞を使った臨床試験も始まっている。今後、再生医学が医療の現場で大きく展開されていくであろうが、それが医療の現場や社会にどのようなインパクトを与えるかを予測することは難しい。以上に挙げた問題はいずれも、生命に関係する様々な学問領域（広い意味での生物学的かつ医学的な学問領域に含まれる諸々の科学）の研究が著しく進むと同時に、それらの研究成果を実際の医学や薬学などの諸領域に応用するための技術が、そしてさらに種々の関連機器や具体的な医療への応用技術がものすごい勢いで開発されたことから生じているといえる。

　一方で、終末期の医療では、意識がなく、回復する見込みがないにもかかわらず、様々なチューブで機器につながれ、延命され続けるという事態が日常的に生じてきた。このような終末期医療の現状を、いかにも非人間的な状態での延命であると考える人々は、患者には自然な状態で「死ぬ権利」があるのではないかと考え、主張するようになっている。いわゆる尊厳死の問題がこれにあたるだろう。このような主張の背景には、患者と医療専門職、特に医師との関係が、伝統的な医師を中心とする関係から患者を中心にする考え方へと変化していくべきだとする人々の思いがあると思われる。以下では、こういった問題

の中からいくつかの具体的な事例を挙げながら、生命倫理（学）がカバーする内容と生命倫理学が扱う問題の特徴とはどういうものかを見ていくことにする（⇒以下に述べる生命倫理関連の歴史的流れに関しては、章末資料3-3「生命倫理関連年表」を参照）。

●脳死と臓器移植の事例から
（1）心臓死と脳死

　従来、人の死は心臓死（これは三兆候説、あるいは心臓死説と呼ばれる）といって、①脈拍の有無、②自発呼吸の有無、③瞳孔の散大、という3つの兆候を基に判断されていた。ところが1960年代以降、医療現場において人工呼吸器が普及することによって、脳は「死んでいる（より詳しくいえば不可逆的昏睡状態にある）」が、それ以外の体は「生きている」状態の人々が現れるようになり、主に病院の集中治療室を占拠するような事態が生じた。一方で臓器移植の技術が発達し、健康な臓器（ただし脳を除く）さえ提供されれば、ダメになった臓器をその臓器と取り替えることによって、患者は生きながらえる可能性が出てきた。ここに、脳は「死んで（不可逆的昏睡状態にあって）」回復不可能であるにもかかわらず、人工呼吸によって延命される人々がいる一方で、臓器移植ができないために死んでいくしかない運命の人々が生じるという状況が生まれた。

　このような状況のなかで、1967年、南アフリカ共和国の医師クリスティアン・バーナードが心臓移植に成功する。この報告は世界の移植医療を強く刺激することになった（⇒章末資料3-2「脳死と臓器移植の関連年表」参照）。

（2）1967年の心臓移植をめぐって

　心臓移植手術とは、ある人Aの心臓をある人Bに移植するものである。ところがその提供される心臓は取り出す瞬間まで動いている必要がある。しかしこの時点での人の死は一般的に心臓死、つまり心臓が止まっているかどうかを基準に判定されていた。ということは、心臓移植では動いている心臓を（上の例でいえばある人Aから）取り出すのだから、たとえそれが脳の死んでいる人から取り出すものであっても、従来の死の定義からすれば、ある人Aを殺したと

判定されかねないことになる。つまり、心臓移植を軌道に乗せるためには、まず従来の、たとえ慣行であったにせよ心臓死による死の定義を変更せざるをえないのである。先ほど触れたバーナードの移植手術の成功の後でのアメリカ医学会の反応はまさにそういうものだったと思われる。

　バーナードの移植手術の翌年の1968年、ハーバード大学医学部に脳死の定義を検討する特別委員会が立ち上げられた。この委員会は、同年8月、『アメリカ医師会雑誌』に報告書(「不可逆的昏睡の定義」)を発表し、「不可逆的昏睡を死の新たな判定基準として定義する」ことの必要性を明確に述べた。それによると、死の新たな定義が必要な理由は、①「蘇生手段および生命維持手段の改善によって、心臓は動いているが、脳が不可逆的に損傷を受けた患者が出るようになり、永久に知性の失われた当の患者はもとより、その家族、病院、およびこれらの昏睡状態にある患者によって必要な病院のベッドがふさがれている他の患者にもたらされる負担が甚大であること」、②「死の定義の時代遅れの基準〔つまり心臓死説〕によって移植用臓器の獲得に関する論争が生じるおそれがあること」の2つである。後者の理由は、人の死の定義を変更しなければ、臓器移植、とりわけ心臓の移植は不可能だということを暗に示しているといえるだろう。

　さて、ここで問題になる第1のことは、本当に人の死を心臓死から脳死に変更することは倫理的に許されるのかということだろう。そのような死の定義の変更によって社会全体はより大きな利益を得ることができるのだろうか。単に社会を混乱させるだけではないのかなど、いろいろな問題が思い浮かぶ。これらのことに関しては日本でもおおいに議論がなされた。ここには人の死の定義をめぐっての根本的な問題が2つ存在する。1つは、脳死を人の死とすること「それ自体が」倫理的に妥当なのかどうかという問題。今1つは、「臓器移植のために」死の定義を変更することの妥当性の問題である。このような今までにないまったく新しい妥当性の問題を、いったい私たちはどのような判断基準で評価すればいいのかが、まさに脳死からの臓器移植の問題では問われたのである。こういった問題を考えるのに新たな倫理学、すなわち、生命倫理学が必要とされたのである。

（３）難しい脳死の判定

　脳死と臓器移植の問題をめぐってはさらにいろいろなことが考慮されなければならない。人の死の定義を脳死に変更したとして、では脳死はどのように判定されるべきなのかという問題が１つ。というのは、心臓死説は三兆候説ともいわれるように比較的わかりやすい（直接目に見える形で確認できる）判定方法であるが、脳が死んでいるかどうかは簡単には判定できないからである。特に脳の機能（器質ではなく）が停止しているかどうかは目で直接確認することはできないし、またどういう条件がそろえば、脳（の機能）が死んでいるといえるのかは非常に判断の難しい問題でもあるからだ。事実、イギリスやカナダは脳幹機能の不可逆的停止をもって脳死としているが、日本やアメリカは全脳機能の不可逆的停止をもって脳死としている。脳死は時に見えない死とも呼ばれ、特に機能の不可逆的停止を完全に判定するのはきわめて困難である。

　今１つの問題は、誰が・どういう方法で・どのような状況で脳死を判定するのが妥当かという問題である。脳死や臓器移植の問題には人の死が密接に関係している。したがって、その判定ややり方がまずいと大変な事態が起こりうるのである。例えば、日本で1968年に行われた札幌医大での心臓移植事件がそうだった。この移植事件では脳死判定も臓器移植もすべて１人の医師が中心となって行われた。移植当初は称賛されるものの、移植の妥当性そのものに疑惑が浮かび、その後の裁判によって医療現場の密室性と古い体質が明らかとなり、その後の日本における移植医療の推進を大きく妨げることとなったとされている。この例からもわかるように、脳死からの臓器移植を公正に実行するには、前提条件として少なくとも脳死判定を行う医師と移植を行う医師を別にすることが必要である。

（４）適正な臓器移植をするには

　では、人の死の定義を脳死に変更し、判定する医師と移植医を別にすれば臓器移植は適切に行われうるのであろうか。残念ながらこれではまだ不十分なのである。いったいこれはどういうことなのだろうか。

　先に述べたある人Ａとある人Ｂを例にこの問題を考えることにしよう。移植

資料3-1　「脳死の判定基準」（竹内基準）

> 脳死：脳幹を含む全脳の機能の不可逆的停止
> 以下6項目を、必要な知識と経験をもつ移植に無関係な2人以上の医師が行う。
> 　1．深昏睡
> 　2．瞳孔の散大と固定
> 　3．脳幹反射の消失
> 　4．平坦脳波
> 　5．自発呼吸の消失（これを確認するために行われるのが無呼吸テスト）
> 　6．上記1〜5の状態が満たされた後、少なくとも6時間の経過をみて確認（2回目の検査）
> 2回目の検査が終了した時刻をもって死亡時刻とする
> なお、臨床的な脳死判断は法的な脳死判定を行う前に行われるものであり、1から4までの検査を主治医が行う。
> 　　　　　　　　　　　　　　　　　　　　　　　　　　　　　　［赤林、2005：273］

　医療では、脳死になって臓器を提供する側の人Aをドナーと呼び、臓器を受け取る側のある人Bをレシピエントと呼ぶ。いうまでもなく脳死を人の死と認めたとしても、そのことによってただちにその人から臓器を取り出すことができるわけではない。このことは従来の心臓死における人の死についても同じである。ある人が死んだからといって、その遺体から勝手に臓器を取り出すことは許されない。ではどうやって、ある人Bはある人Aから臓器をもらえばいいのだろう。臓器移植を成立させるためにはこのハードルを越える必要がある。

　1997年に日本で初めて施行された脳死からの臓器移植に関する法律（「臓器の移植に関する法律」1997年10月施行、2009年に一部改正、2010年7月改正法全面施行）では、①「本人の意思を書面により表示し」、かつ②「その旨の告知を受けた遺族が当該臓器の摘出を拒まないとき又は遺族がいないとき」に限り、摘出できると定められた。しかし、この部分は2009年の一部改正で以下のように変更された。

1）臓器摘出要件　　年齢にかかわらず、(1)本人が臓器摘出を意思表示している場合において、遺族が臓器摘出を書面で承諾している。(2)本人の意思が不明の場合であって、遺族が書面で承諾するとき。

2）脳死判定要件　　年齢に関わらず、(1)本人が脳死判定に従わないことを表示していない場合において、遺族が脳死判定を書面で承諾している。(2)本の

意思が不明の場合であって、遺族が書面で承諾するとき。
3）親族への優先提供　親族に対し当該臓器を優先的に提供する意思を、書面により表示できる（これのみ2010年1月17日より施行。他の項目は10年7月17日より施行）。
4）普及・啓発
5）検　討　虐待を受けた児童からの臓器摘出がなされないよう、移植医療に係る業務に従事する者が、虐待が行われた疑いがあるかどうかの確認を行い、およびその疑いがある場合には適切に対応する方策に関し検討を加え、その結果に基づいて必要な処置を講ずる。

　もちろん①にいう書面は正式に決められたものでなくてはならない。また、そのような書面が存在してもさらに遺族の意向も確認しなければ臓器の取り出しはできない。臓器の摘出1つについてもこのように正式な書面の制定と遺族の正式な意思確認という確立した制度と仕組みが必要である。つまり、ある人Aがドナーとなるためには、脳死になったある人A（もちろん成人である必要がある）が臓器の摘出を正式な書面（これをドナー・カードと呼ぶ）で認めていて、その人の遺族がそのことに反対しないか、または遺族がいないことの確認が絶対に必要なのである。では、誰が遺族に確認するのだろうか。もちろん、そのような確認をする人も当然のことながら、制度として定められなければならないだろう。先に触れた移植の事例から判断して、脳死の判定をする医師が臓器移植も兼務することは不適切だと考えられる。公正を期すためには、客観的な立場で、公的に書面の適切性を確認し、そのうえで遺族の意思を確認する人が必要なのである。このような仕事をする人をコーディネーターと呼ぶ。

　コーディネーターの働きによってドナーの臓器とレシピエントは初めて相互に関係をもつことができる。では、これで脳死からの臓器移植が可能なのだろうか。残念ながらまだ必要な条件がある。脳死からの臓器移植が提示する問題は、現代の生命倫理学の特徴のすべてを表していると思わせるほど、複雑である。日本でも1997年に法律が成立するまでには、脳死の概念や臓器移植の是非、あるいはその仕組みをめぐって、一般の人々を巻き込んだ議論がなされ、国会でも紆余曲折があった。脳死と臓器移植の問題に限らず、現代の医療にお

ける生命倫理学の問題は、個人レベルで解決できるものはほとんどないといえるだろう。さて、脳死からの臓器移植の問題に関して次の問題に移る前に、ここで今まで述べてきたことをまとめておこう。

(5) 脳死から臓器移植を可能にする途筋

　脳死からの臓器移植を可能にするには、①脳死が人の死であると認められること（まず死の定義が変更され、脳死判定の妥当な基準が設定され、それを判定する医師が養成されたうえで、制度に組み込まれることが必要）、②それなりのレベルの移植技術が存在していること（移植専門の医師を含む一定レベルの移植医療が存在すること）、③脳死の人をドナーとするための仕組みと制度が整備されていること（正式な書面としてのドナー・カード制度が必要）、そして最後に、④ドナーとレシピエントを結びつけるコーディネーターが必要である。
　臓器移植を成立させるうえでまだ足りないものはいったい何なのだろうか。この問題にはドナーとレシピエントの数の大小が関係している。すべての死亡者の中において脳死で死亡する人がいったいどれくらい存在するだろうか。脳死の状態で死ぬ人は全死亡者の0.5％以下といわれている。つまり、年間の全死亡者数が100万人だとすると、そのうち脳死で亡くなる人は5000人以下ということである。この5000人以下の中で臓器移植に適する人は限られているだろう（誰もが臓器の提供者になれるわけではない。ドナーになるには条件があるからだ）。さらにその中で臓器摘出を認めるドナー・カードを肌身離さず持っていて、しかもその遺族が臓器摘出に反対しない、もしくは遺族がいないケースははるかに少ないはずだ。例えば、1997年に「臓器の移植に関する法律」が施行された日本では、1999年に初めてこの法律に基づく臓器移植がなされ、その後2005年の3月16日までに実施された脳死からの臓器移植は36件に過ぎない。日本の臓器移植件数の少なさは、臓器移植を施行している他の国々に比べて例外的な存在かもしれない。それはともかくとして、脳死からの臓器移植の仕組みを整備している国は例外なく提供臓器の数の少ないことに悩んでいるのも確かである。
　ところがそれに反して、臓器移植の技術はどんどん改良され進んでいき、移

植適応となる患者の数は増える一方なのだ。移植技術の改良により、移植適用の年齢の範囲や移植適用の条件が拡大されているからである。その結果、現在の臓器移植では常に圧倒的にレシピエントの数がドナーの数を上回るという状況が続いている。臓器移植の問題ではこのことが大きな問題となる。

（6）希少資源の配分の問題

　この問題は生命倫理学では一般に「希少資源の配分の問題（allocation problem）」と呼ばれる。この問題が最も顕著な形で問われたのは、1960年代のアメリカで「医学の歴史における最初の真の人工臓器」である人工透析器が発明されたときである。腎臓の透析器自体は第2次世界大戦中にオランダで開発されていた。しかし、この透析器は急性の腎臓病患者に限られていた。それをアメリカのベルディング・スクリブナーが、慢性病の患者にまで適応できるように改良し、それによってより多くの患者が日常生活を送れるようになったのである。

　問題はその費用だけではなく、人工透析器の絶対的な数の少なさだった。機器の数に対して腎臓の慢性患者の数が圧倒的に多かったのである。しかも、日常生活を続けていくためには、患者は恒常的な透析が必要なのである。つまり、透析という治療を始める前に、最初に数多くの患者の中から透析治療の対象者を選び出さなければならないのである。しかし、誰がどのような方法で、「誰が生き、誰が死ぬか」を決定すればいいのだろうか。当然のことながら、この課題は、当時「神を演じる（play God）」問題として大問題となった。

　実は臓器移植の場合にもこれと同じ問題が、これほどまでに深刻ではないにしても、生じるのである。仮にドナーから臓器提供がなされたとして、その臓器を受け取るのは誰であるべきなのか。そのレシピエントの選択は、どのような基準で、どのような方法で行うことがベストなのかという、従来の医療ではほとんど問題にされることのなかった問題が前面に現れてきたのである。この究極的な選択問題の解決手段を考えていくなかで、結局、レシピエント側も第三者による制度と仕組みの中で待機のルールと順番を決定されることになった。

(7) 拒絶反応の問題

　この他に、脳死からの臓器移植の問題では、「拒絶反応」の問題を避けるわけにはいかない。人には他者からの臓器もしくは組織が自己の身体に移植されると、その臓器もしくは組織を「非自己として」拒絶する一連の移植免疫機構がある。そのため、単に他者の臓器もしくは組織を移植するだけでは、臓器、組織はレシピエントの中で生き続けることはできない。臓器移植が今のように（実は、臓器移植には、脳死からの臓器移植の他に心臓死からの臓器移植や生体間の臓器移植も存在する）普及するには、この問題をかなり高い程度で解決する必要があった。一連の移植免疫機構の解明や拒絶反応を抑制する、いわゆる優れた「免疫抑制剤」の存在が欠かせなかったのである。しかし、それでもまだこの問題は完全に解決されているわけではない。免疫抑制剤などの拒絶反応の抑制によって移植臓器の生着率を高めることはできるが、そのような抑制は一方で感染症などを引き起こしかねないからである。人それぞれにおいて移植免疫機構は微妙に異なるのだから、移植医療ではケース・バイ・ケースでの慎重な対応が、特に患者とその家族への懇切丁寧な説明は不可欠であろう。

(8) 現代医療の倫理的問題と生命倫理学

　以上に述べたように、脳死と臓器移植をめぐる問題は、現代医療の倫理的問題の特徴を典型的に示しているといえる。それを簡単に要約すると次のようになるだろう。まず、生物・医学的知識が進み、それに合わせて種々の技術の研究開発がなされる（もちろんこの段階でも、例えば研究倫理と呼ばれる分野に代表されるような様々な倫理的な問題が存在する）。そして次にそれらの技術を医療の現場に応用しようとするが、この段階でこれまで述べてきたような次元の異なる様々なレベルの倫理的問題に私たちはぶつかるのである。技術レベルや個人レベル、法律、制度、仕組みといった社会全体のレベル、さらにこれらの法律、仕組み、制度のなかで技術を実践する医療専門職レベルの問題など、多種多様な問題を解決しなければ、私たちは先に進むことができない。

　以上、脳死と臓器移植の問題を題材に、生命倫理学がどういうものかについて考えてきた。例えば心臓死説による人の死の定義を脳死による定義に変更す

るのは、単に患者やその家族や関係する医療専門職や医療施設の運営者がよく考え、情報を共有すればすむというものではなく、それが人々の生活や行動規範にも影響しうるものだけに、社会全体で議論し、社会全体にとって本当に適切なものは何かを考えなければならない問題なのである（ちなみに、日本では一般的な人の死の定義はいまでも心臓死に拠っている。臓器移植の場合に限り、脳死でも人の死とすることが許されるという例外を設けている）。臓器移植に関しても同じことがいえるだろう。臓器移植の当事者になる人は非常に少ないと思われるが、最先端の医療技術を社会全体にとって最も適切な形――できる限り多くの人々が倫理的に妥当だと納得できる形――で利用する筋道を考えることは、誰にとっても大切なことではないだろうか。そのために生命倫理学という学問が必要なのである。またこのような問題を冷静に、客観的に、かつ適切に考えるうえで必要な道具を、当事者や医療に携わる関係者だけでなく、一般の人々にも提供するという役割が生命倫理学に求められてきたし、また求められているのである。

●生殖医療・新遺伝学の事例から
（1）生殖医療の現状

　生殖医療（reproductive medicine）を広く捉えれば、それは不妊治療だけでなく、避妊治療や妊娠を終わらせる、すなわち人工妊娠中絶も含まれる。ここでは大まかに受精から出産までの時期の医療と理解しておく。この分野の知識・知見の進み具合いとそれに伴う技術革新の速さには目を見張るものがある。不妊治療を例にとれば、受精から出産までの一連の過程において、あと人工子宮さえ実用化されれば、妊娠出産のために、人の子宮を必要としないのではないかと思わせるほどだ。このような現状は、すべての妊娠出産が人工孵化によってコントロールされ、女性がもはや自ら妊娠出産することのない世界を描いたオルダス・ハクスリーの反ユートピア小説『すばらしい新世界』（1932年）の可能性を強く感じさせる。

　妊娠（懐胎）を手助けする不妊治療の技術は、一般に生殖補助医療技術（assisted reproductive technology：ART）と総括されていて、人工授精、体外受

精、肺移植、受精卵・未受精卵の凍結、顕微鏡による受精、代理母など、近年すさまじい勢いで次々と新しい技術や手法が開拓されている。そこに分子遺伝学の知見や技術が加わり、生殖医療をめぐっては種々様々な、解決の難しい新しい倫理的問題が生じている。これに完成度の高い人工子宮が開発されれば、世界はいったいどうなるのかは誰にも予想できないだろう。再生医学の潜在的可能性も大きな問題だが、生殖医療の近未来に関しても目を離せないほどの大きな問題を孕んでいるといえるだろう。ここでは生殖補助医療技術に関する数多くの倫理問題の中で、この技術が従来の親と子の関係、さらには家族関係や家族観に根本的な変化を起こしうる倫理問題について触れておきたい。

(2) 人工授精

人工授精 (artificial insemination : AI) は、受精を目的として精子を人工的に女性の身体 (子宮) 内に送り込むことで、古くから行われている比較的簡単な技術である (最初に人間に適用したのは18世紀のイギリスの外科医ジョン・ハンターとされる)。提供される精子の種類によって、配偶者間人工授精 (A.I. by Husband) と非配偶者間人工授精 (A.I. by Donor) とに分けられる。問題になるのは後者の場合である。非配偶者とは夫以外の男性であり、その男性の精子を使う妊娠で生まれてくる子どもは、夫の遺伝子を受け継いでいない。これは育ての親と遺伝上の親が異なるということである。

体外受精 (in vitro fertilization : IVF) は体外で、すなわち「試験管の中で (in vitro)」精子と卵子とを受精させ、培養した後に母体内に戻して妊娠させる方法であるが、技術的には精子と卵子は当該夫婦のものでなくてもよい。精子と卵子の組み合わせは4通りある。すなわち、①夫の精子と妻の卵子、②夫の精子と妻以外の女性の卵子、③夫以外の精子と妻の卵子、④夫以外の精子と妻以外の女性の卵子、の組み合わせである。1978年イギリスでこの技術による世界で初めての出産 (最初の試験管ベイビーの名前はルイーズ・ブラウン) では、夫の精子と妻の卵子が使用された。この時でも、自然の摂理に反するとか、神の領域に踏み込むものといった批判が生じ、世界的な論争になった。それから36年を経た現在、生殖補助医療技術は急激な発展を示し、代理母による代理出産

（代理懐胎ともいう）も行われるようになり、現在の生殖補助医療技術を使えば、遺伝上の親（つまり生物学上の親）と生みの親、さらには育ての親がまったく異なる組み合わせも可能となっている。それだけではない。シングル・マザーであろうとシングル・ファーザーであろうと、さらには同棲カップルであろうと現在の技術を駆使すれば子どもをもつことが可能である。そこに人工子宮が実用可能になればどうなるのだろうか。今でも生殖補助医療技術の急激な進展に法律やガイドラインや制度の整備が追いついていない状態だといわれている。もともとは不妊治療として開発されてきた技術が、いつの間にか人の望むままに子どもをもつ技術に替わってしまった。このような状態に拍車をかけているのが新遺伝学による技術である。

（3）遺伝学をめぐって

1953年、ジェームズ・ワトソンとフランシス・クリックによって、DNAの二重らせん構造モデルが発表された。これは、第2次世界大戦後に台頭した分子生物学の画期的な功績である。これにより染色体上に配置された遺伝子の基本構造が明らかになると同時に、遺伝情報が「DNA → RNA → タンパク質」と伝達されるという、いわゆるセントラル・ドグマの主張が可能となった。彼らの論文を突破口に、その後の約10年間にDNAの遺伝情報が実際にどのような構造になっているか、どのような仕組みになっているかが明らかにされていく。そして1973年には遺伝子組み換え技術が成立し、遺伝子操作が可能になり、1980年代には遺伝性疾患の遺伝子や遺伝子座が解析され、遺伝性疾患の遺伝子診断ができるようになった。新遺伝学とは、このような一連の技術革新を伴う動きのことをいう。そして2003年、ついに遺伝学はヒトゲノムのすべての遺伝子の解読を終了してしまうのである。このような技術革新が生殖医療に応用されればどうなるだろうか。その最も典型的な例は出生前診断にみられる。現在、遺伝子解析技術を使い、胎児や胎芽はもちろん受精卵の段階ですら遺伝子が遺伝性疾患をもっていないかどうかを調べることができる。もちろんすべての遺伝子疾患を確定することはできないが、診断できる疾患の数は年々増え続けている。問題は重篤な（ある遺伝性疾患が重篤かどうかの基準は曖昧ではある

が）遺伝子疾患をもっている、すなわち陽性であるとの診断が出たときである。このとき人々は選択的中絶という問題にぶつかる。要するに、遺伝性疾患をもつ子を産むのか産まないのかという選択の問題である。これは非常に難しい選択である。しかし、問題はこれだけではない。遺伝子診断の技術が簡便化し、受精卵の段階から適用できれば、単に子どもをもつということではなく、その子の質まで選択することが可能になるからだ。そして今、私たちはそのような時代に突入しようとしているのである。このような事態を前にして生命倫理学に何ができるかはわからないが、これらの革新的な技術が、全体としてみたときに人類にとって利益となるようコントロールされる必要があることは誰にも異存がないだろう。これは生命倫理学に課せられた非常に重い課題の1つといえる。

　さらに新遺伝学の爆発的な発展は、現実の医療の世界に非常に大きな課題を突き付けている。それは、遺伝情報は誰のものかという問題である。従来の医療では、ある患者の医療に関する個人的な情報は、あくまで患者個人の領域を越えることはなかった。しかし、遺伝情報は個人の領域を軽々と越え、家族の、否、家系の情報をも含んでいるといえる。現在、患者に関する情報は、医療専門職側の守秘義務として、他に特別の事情がない限り守られるのが原則だ。しかし、患者本人の許可があれば公開できる。それは現在の医療の倫理学では、患者のプライバシーはあくまで患者が自由に処置できるものと位置づけられているためだ。患者の自律尊重→患者の自己決定→医療専門職側の守秘義務という倫理的な理由づけがなされているのである。しかし、このような倫理的な理屈は遺伝子情報には通じないのではないだろうか。ある患者が自らの遺伝子情報を得ることすら家族や家系の遺伝情報を含むのであるから、そのような行為は個人的な行為とはみなされえないと考えられるからだ。現在、遺伝子を診断する簡便なキットが開発されているが、何の制限もなくこのような行為を認めることには社会全体として非常に大きな問題があると思われる。

（4）診断と治療の断絶

　新遺伝学の現状におけるもう1つの大きな問題は、「遺伝病を診断する（あ

るいは予期する）能力」と「その遺伝病を治療する能力」との間にある大きな断絶である。例えば、ハンチントン病という、通常30歳代以降から——通常、子どもをもうけた後に——発症する遺伝性・進行性・致死性の常染色体優性形式の遺伝病がある。この病気には現在のところ治療法はない。しかし、遺伝子診断は可能なのである。この病気を遺伝病としてもつ家族にとって遺伝子診断がどのような影響を与えるかは、この病気の遺伝子探究に文字どおり半生をかけたウェクスラー家の記録（『ウェクスラー家の選択』）に詳細に語られている。この記録を著したアリス・ウェクスラー（遺伝病財団の中心的存在としてハンチントン病研究を指揮したナンシー・ウェクスラーの姉）は、その日本語版に次のように書いている。

> 新遺伝学の技術が日々進歩を遂げ、病気を突き止める技術が病気を治す力よりも先走ってしまうという DNA の時代に私たちは生きているのです。これらの技術を人間にとって役立つものにしていくために、私たちは科学と社会に対して鋭い視座を持ち合わせなければなりません。　　　　　　　　　　　　　　　［ウェクスラー、2003：9］

　病気の原因が明らかになることは大きな成果ではあるが、そのことがまた大きな問題を作り出すことも事実なのだ。しかも、遺伝診断のように説明内容そのものが高いレベルの理解力を必要とする場合には（そして現在の先端医療はほとんどがそのようなレベルのものである）、医療専門職の説明能力と支援は重要であると同時に、非常に難しいものになるだろう。

●安楽死（euthanasia）・尊厳死（death with dignity）の事例から
（1）カレン・アン・クィンラン事件

　いわゆる尊厳死（より正確には、自然死あるいは消極的安楽死と呼ぶ方がいいと思われる。というのは、その言葉の意味は単に尊厳ある死ということでしかなく、この語を自然死と同義のように使用するのは無用な誤解を生むだけのように思われるからである。したがって、以下では必要のない限りこの語は使用せず、いわゆる尊厳死を表す語としては自然死もしくは消極的安楽死という語を使用する）の問題に人々を注目させたのは、1975年にアメリカで起こったカレン・アン・クィンラン事件である。

◀ コラム6：遺伝子診断と向き合う─『ウェクスラー家の選択』から▶

【遺伝情報の特異性について】
　ハンチントン病の発症前診断は、家族関係のすべての複雑な意味合いを含む家族の問題であることがどの研究でも明らかになっている。最近の報告が確証するように、「自分のリスクを知りたがる個人というよりはむしろ家族そのものが臨床遺伝学の患者なのだ。」
〔ウェクスラー、2003：345〕

【治療法のない発症前診断の影響について】
　発症前診断の陽性という結果が長期的にどういう結果をもたらすのかは未知で、明らかなことは、ハンチントン病の発症前診断は、全く無害というわけではなく、検査を受ける個人だけではなくその家族や周りの人たちにとっても、つねに深刻な人生の転換となるということである。ハンチントン病の場合、遺伝子検査は決して軽く取り扱うべきではなく、また型にはまったものとして取り扱ってはならない。
〔ウェクスラー、2003：354〕

　この事件は、1975年4月15日にカレンが原因不明の昏睡状態に陥り（精神安定剤バリアムがアルコールと反応したためと推定されている）ニュートン記念病院の集中治療室に運び込まれ、大型のレスピレーターMA-1（自動人工呼吸装置）を装着されたことに始まる。4月24日にセントクレア病院に転院するが意識は回復せず、昏睡状態のまま推移したため、父親のジョゼフ・クィンランが病院側に人工呼吸器を含む医療措置の停止を申し入れるが、拒否されたため、ニュージャージー州の高等裁判所に民事訴訟状を提出する。事件から約6か月後のことだった。
　訴訟状で父親のジョゼフは、カレン本人が精神的に無力であるため、原告、つまり父親である自分に彼女の後見人資格を認め、カレンの「生命活動を維持している通常以上の手段のすべての停止を許可する明示的権能を付与する判決を下す」よう求めたのである。しかし、高等裁判所は原告の請求を退ける判決を下した。そこでクィンラン家は州最高裁判所に上訴状を提出し、裁判で争うことになる。1976年3月31日、州最高裁判所は父親ジョゼフをカレンの後見人と認め、次のように最終判決を行った。

> カレンの後見人と家族の協力のもと、責任ある主治医がカレンが現在の昏睡状態から脱出して認知と知性のある状態（a cognitive, sapient state）に回復する合理的可能性がいっさいなく、現在カレンにほどこされている生命維持の機器は停止すべきだと判断した場合、カレンが入院している病院《倫理委員会》ないし類似の組織に相談すべきである。もしそうした助言機関がカレンが現在の昏睡状態から脱して認知と知性のある状態に回復する合理的可能性がいっさいないことを認める場合、現在の生命維持装置は取り外すことが許されるし、その行為については、後見人であろうと、医師であろうと、病院や他の者であろうと、いかなる関係者についても、刑事上、民事上の法的責任を問われるものではない。　　　　　　　　　　　〔香川、2006：211〕

　州最高裁の最終判決を受けて、カレンの人工呼吸器が外されることになったのだが、カレンはその後も自発呼吸を続けた。（セントクレア病院の医師たちが呼吸器を外しても自発呼吸できるよう努力したこともあって）呼吸器が外されてから9年余り（事故発生から10年余り）生き続け、1985年6月、モリスヴュー・ナーシングホームで肺炎のために亡くなるという結末を迎える。

（2）終末期医療問題：安楽死と尊厳死

　カレン・アン・クィンラン事件によって現代医療の終末期医療の問題がほとんどすべて明るみに出たといってもいいだろう。それは、ほとんどすべての人が自宅ではなく病院で終末期を迎えるようになったこと、従来の医療では患者がどのような状態であれ、とにかく生かし続けることが医療行為の最高の原則であったこと（これは以下でみるように、伝統的な医の倫理である「ヒポクラテスの誓い」の中にある無危害原則と、いかなる状態であれ生きていることが最高の価値であるという「生命の神聖性（sanctity of life ＝ SOL）」が近代医学において融合した結果である）、そしてそのような生かし続ける技術、すなわち人工呼吸器や人工栄養などの延命の技術が確立されているにもかかわらず、それでもなお回復するに至らない患者は（人間が生物である限り）存在し続けるという冷徹な事実とが組み合わさることによって生み出されたものといえるだろう。カレンのような状態になったとき、人には「治療を拒否して生命の自然な経過に任せて死を迎える」権利があるのか、あるとすればその倫理的な根拠は何か、そしてまたそのような権利を医療の現場で具体化するにはどのような仕組みが必要なのかが、

カレンの裁判を通じて問われたのである。

　州最高裁判決におけるポイントは2つある。1つは、プライバシー権の中に治療を拒否する権利が含まれることを認めたことである。プライバシー権とは何かという問題は曖昧で難しい問題だが、ここではある人本人がその人の判断のみに基づいて自己決定できる権利と一応しておく。言い方を換えれば、ある人Aのプライバシー権の及ぶ範囲には他の人はその人Aの許可なしに入ることが許されない権利といえるだろう。例えば、私が自分のお金で時計を買ったとすると、その時計は私の所有物なので、その時計を私は自己の判断だけでどのように処理することもできる。しかし、その時計を他の人は私の許可なしに勝手に処分することはできない。

　そしてもう1つのポイントは、患者が回復する合理的な見込みがないのかどうか、患者が治療を拒否して生命の自然な経過に任せる段階にあるのかどうかの決定を医師個人の判断に基づくのではなく、様々な人材から構成される病院内倫理委員会もしくは類似の組織の判断に基づくとしたことである。そうすることによって医師だけでなく、病院も守られるとしたのである。これには、人の生死の判断は、医師個人の責任のみに委ねるにはあまりにも重大であるという認識が存在したと思われる。こうして初めて病院内倫理委員会の病院内での位置づけと同時に法的位置づけが行われたのである。

　こうして、カレンから人工呼吸器を外すことは、いわゆる安楽死ではなく、生命の自然な経過に任せて死を迎えさせる自然死とされ、合法的なものとされたのである。つまり、条件さえ整えば、人には「自然死の権利（the right to a natural death）」があると認められたのである。

（3）生命倫理学と現代社会

　以上、脳死と臓器移植、生殖医療と新遺伝学、そして安楽死・尊厳死を例に生命倫理学と現代社会がどのような問題と格闘してきたのか、あるいは格闘しているのかについて述べてきた。それらの問題の多くは人の生死に関わっており、それ故に医療の関係者だけが考え、理解し、対処すればすむものではなく、一般の人々すべてに関わる問題だという特徴をもっている。問題の解決方

法も従来のように医師をはじめ医療専門職が個人的に解決できるレベルのものではなく、組織的・集団的に解決しなければならないレベルのものになっている。その内容は複雑で、しかも様々な状況の変化に伴って刻々と変化するものである。であればこそ、医療の現場でできる限り物事をスムーズに進めようとするならば、医療関係者だけでなく、一般の人々も必要最小限のことに通じておくことが必要だと思われる。患者あるいは患者の家族となって初めて事の深刻さに驚き、理解しようとしても問題そのものがそう簡単ではないからだ。

　ところで、生命倫理学は時に医療倫理学、臨床倫理学と呼ばれることがある。これは特に医療に関わる（といっても範囲は非常に広いのだが）、もしくは臨床現場に関わる倫理的問題を強調するときに使われる。以上に見てきた事例もこの中に含められるが、以下ではこれまでに触れた事例とは性質を異にする、臨床に密接に関係する医療倫理学の大きな変革について述べよう。

2　生命倫理学と医療専門職の役割——医療専門職と患者との関係

●ヒポクラテスの誓い

　医の倫理あるいは医師の心得というものは昔から存在する。その中でも最も古く最も有名なのは、『ヒポクラテス集典（Corpus Hippocrates）』に含まれる「ヒポクラテスの誓い」と呼ばれているものだろう。ヒポクラテス（紀元前460年頃〜同370年頃）はエーゲ海のコス（Cos）島に医師の子として生まれ、当地で医学を修めた後、各地をめぐりながら他の流儀も学び、豊かな経験を身につけ、医聖として崇められてきた医師である。その集典は、いわゆるヒポクラテス学派の医学文献を集めたものとされ、先に挙げた「誓い」の他に医師の心得に関する文献や言葉が含まれている。特に「ヒポクラテスの誓い」は医師の心得の要点を表現したものとして、近代以降尊重されてきた。そこには次のようにある。

　　わたしの能力と判断力の限りをつくして食養生法を施します。これは患者の福祉のためにするのであり、加害と不正のためにはしないようにつつしみます。致死薬は、

誰に頼まれても、決して投与しません。またそのような助言をも行いません。同様に堕胎用器具を与えません。……膀胱結石患者に截石術をすることはせず、これを業務とする人にまかせます。……どの家に入ろうとも、それは患者の福祉のためであり、どんな不正や加害をも目的とせず、……治療の機会に見聞きしたことや、治療と関係なくても他人の私生活についての洩らすべきでないことは、他言してはならないとの信念をもって、沈黙を守ります。もしわたしがこの誓いを固く守って破ることがありませんでしたら、永久にすべての人々からよい評判を博して、生涯と術とを楽しむことをおゆるし下さい。もしこれを破り誓いにそむくようなことがありましたならば、これと逆の報いをして下さい。　　　　　　　　［ヒポクラテス、1963：191-192］

　この誓いには、1960〜70年代に新しい医療の倫理である生命倫理が登場してくるまでの（あるいは登場した後になってもなお）医療行為の基本原則のいくつかが詰め込まれている。医師は患者の利益のためにベストを尽くし、危害を加えたり、不正を行う目的で医療行為をしないというのがその代表的なものだろう。これは現在の医療倫理4原則のうちの「無危害原則」と「善行原則」の2つの原則を言い表している（第7章参照）。さらに現在の「守秘義務（あるいは秘匿義務）」と呼ばれるものの他、堕胎（すなわち中絶）に協力しない、致死薬を与えないというものもある。守秘義務についてはいまさら説明の必要もないだろう。現在でもこの義務は、医療専門職にとって非常に大切なものとみなされている。中絶に協力しない、致死薬を与えないという点に関しては、現在その評価において大きな変更を余儀なくされているといえる。中絶に関しては、先の生殖医療の事例で触れたように、一定の条件下での選択的中絶は現在では合法化されている（もちろん、すべての人が賛成している訳ではない）。致死薬に関しては、現在、安楽死（ここでは積極的安楽死のことをさすが）の問題として大きな関心を集め様々な議論がなされている。

●延命主義とパターナリズム
　1960年代以降の（特にアメリカにおける）医師（医療専門職と一般化することもできる）と患者との関係のあり方における劇的な考え方の変化を理解するには、まず、上の「ヒポクラテスの誓い」に代表される伝統がそれまでどのような形になっていたかを知る必要がある。その1つはいわば延命主義ともいうべきも

ので、これは、無危害原則と善行原則にSOL（生命の神聖性）という考え方が融合してでき上がったものと考えられる。これについては安楽死・尊厳死の事例ですでに触れた。

　今1つはパターナリズム（paternalism）と呼ばれるものである。パターナリズムとは、もともと親が自分の幼い子どもに対してとる態度、すなわち子どもは自ら判断する能力が弱いので、親が「子どものためを考え判断し、子どもになり代わって、決定したり指示したりすること」をいう。医療においては、医師は専門的知識をもたない患者に代わって、「患者の利益を考え判断し、患者にしなければならないことを決定したり、指示したりすること」を意味する。

　ところが、このような考え方や慣行は、1960年代以降徹底的に批判されることになる。そもそもアメリカのような発達した民主主義社会では、自ら判断能力をもった成人の行動における中心的な倫理原則は、何をなすべきかを自ら判断し、自ら選択するという「自己決定」である。日常生活における他のすべての領域で、このように生活している人々が医療の現場においてだけパターナリズムを容認していること自体が、考えてみれば不思議な現象だったといえるだろう。1960年代以降、人々は、特に若くて高い教養を身につけた人々は、医師の指示に忠実に従うことよりも、むしろ他の通常のサービスを求める場合と同様に、医師との関係においても自らの責任に自覚的であろうとして、パターナリズムに対して否定的な態度をとるようになる。その結果、従来の医師と患者との関係のあり方が根本的に変化すると同時に、医療行為のあり方そのものまでが変化することになったのである。

　これはどういうことだろうか。以下に説明しよう。

　パターナリズムのもとでは医療行為は通常、非常にシンプルだ。患者が診察を求めてくると、まず医師は患者から訴えを聴いて、患者を診て、必要と判断すれば患者にとって必要な検査を行い（医学が自然科学の1つであれば、そのような検査の結果を患者と相談する必要はないわけだから）、検査の結果を評価し、それに基づいて治療方法を考え、患者に指示する。それだけでよい。これにSOLという絶対的な価値観が加わると、治療方法すら迷うことなく単純化されうる（患者がどのような事情にあろうと、とにかく延命する方向で治療法を考えればいいの

だから)。

●自律尊重の原則

　しかし、患者が自己決定したいと要求すると、このようにはいかないだろう。医療専門職(あるいは医師)と患者との関係において、患者が自己決定する形で医療行為に参加し、しかも最終的に自分自身でどうするかを決めるためには、まず医療行為において医療専門職から自らの状態についての適切な情報を得ることが不可欠である。情報を手に入れて後、患者は初めて自ら判断し決定できるようになるからだ。現在の医療行為においてインフォームド・コンセント(informed consent : IC)が必要とされる根拠はここにある。患者は情報を得た後、自己の判断に基づいて医療専門職からの提案に同意するという手続きが絶対に必要になるのである。このような手続きを正当化するものが、患者の自己決定権という考え方である。そしてこの考え方を支えている倫理原則が、民主主義社会における最も基本的な倫理原則である「自律尊重(autonomy)」という原則である。自律(自立ではなく)とは、自らを自らによって律すること、言い換えれば、自らの行為を自らの判断のもとにおいて自らコントロールすることである。

●医療専門職と患者の関係：患者中心の医療

　では、このような事態において医療専門職と患者との関係のあり方はどう変わるのだろう。まず気づくのは、そのような関係における医療専門職の役割が完全に変わってしまうことだ。パターナリズムの関係では医療専門職はいわば患者の保護者であり、決定者だったが、患者の自己決定を基本とする関係では、医療専門職はコンサルタント、つまり助言者もしくは相談者というものへと変化する。自己決定するためには、患者は自らにとって必要かつ適切な情報をまず獲得しなければならないからだ。見方を換えれば、医療専門職には患者の必要とする情報を与え、かつ説明する必要が生じるということだ。しかし、一般に患者は医学的・薬学的知識に対して素人だといえるから、それらの情報は患者が納得でき、かつ後悔することなく理解するためにも、曖昧なものでは

なく、正確で信頼に足る情報であることが求められる。さらに、患者が理解できる言葉で表現される必要があるだろう。このような事情があるので現在の医療ではいわゆる「根拠（もしくは証拠）に基づく医療（evidence based medicine：EBM）」が強調されるようになっている。

　こうした医療では、医師は患者からの訴えを聴いた後、検査が必要と判断すれば、なぜどうしてその検査が必要かを説明し、患者から同意を得たうえで検査を行い、その結果を説明し、診断がつく場合には患者に病名を開示し、そのうえで治療方法とその理由・目的を説明しなければならない。その後に、患者が医師の治療方針に納得し、最終的な同意を与えて初めてその治療を実践することが可能となる。これが現在いわれている「患者中心の医療」である。医療専門職にはコミュニケーション能力が何よりも重要だと強調されるのも、すべてこのような医療に対する考え方が背景にあるからだといえるだろう。

　しかも、現在の医療では単なるSOLではなく、QOLこそが大切だとされているのである。QOLとはquality of lifeの略語で、生命の質、あるいは生活の質と訳されるが、人が生きているときの生き方の質のことと理解しておいていいだろう。問題は、SOLの場合にはその判断・解釈に困ることはほとんどないだろうが、QOLの場合には、その解釈・判断が曖昧かつ主観的（その人本人の主観）にならざるをえないことである。患者のQOLの判断は、痛みの場合と同様に、医学的な客観的な判断の必要性も無視することはできないが、最終的には患者本人の主観的判断に大きなウエイトがおかれることになるからだ。この点でも患者の自己決定という考え方が大きな役割を果たしているといえるだろう。

　現在の医療専門職はこのような患者中心の医療の中で、様々な倫理的問題と向きあい、解決していかなければならないのである。少なくとも関係者（患者はもちろんその家族や医療専門職も含まれる）ができる限り納得できる形で解決できるよう（簡単なことではないが）、様々な制度やガイドライン、倫理や法律の枠組みの中で解決する努力が医療専門職には求められている。

☞ 設　問
1）脳死からの臓器移植が実現するまでに解決しなければならなかった問題（複数）を指摘しなさい。
2）新遺伝学の進展が従来の守秘義務の考え方に与えうる影響は何か。
3）医療行為のあり方において、価値の重点がパターナリズムから患者の自己決定に移ったことでどういう変化が起きたか。

【参考文献・資料】
赤林朗編（2005）『入門・医療倫理Ⅰ』勁草書房
朝日新聞 GLOBE（グローブ）No.136（2014年6月1日付）特集記事
ウェクスラー，アリス：武藤香織・額賀淑郎訳（2003）『ウェクスラー家の選択——遺伝子診断と向きあった家族』新潮社（原著1995年）
香川知晶（2000）『生命倫理の成立——人体実験・臓器移植・治療停止』勁草書房
―――（2006）『死ぬ権利——カレン・クインラン事件と生命倫理の転回』勁草書房
酒井明夫・中里巧ほか編著（2010）『新版増補　生命倫理事典』太陽出版
シンガー，ピーター：樫則章訳（1998）『生と死の倫理——伝統的倫理の崩壊』昭和堂（原著1994年）
生命倫理と法編集委員会編（2003）『資料集　生命倫理と法』太陽出版
松島哲久・盛永審一郎編（2010）『薬学生のための医療倫理』丸善
松家次朗（2006）「医療と倫理」大久保一徳・山本健次ほか編著『社会薬学入門』法律文化社
ヒポクラテス：小川政恭訳（1963）『古い医術について　他8篇』岩波書店
八杉龍一（1984）『生物学の歴史（下）』NHKブックス
Jonsen, Albert R.（2000）*A Short History of Medical Ethics*, Oxford University Press.
―――（1998）*The Birth of Bioethics*, Oxford University Press.
Rothman, David J.（1991）*Strangers at the Bedside,* BasicBooks.

資料3-2　脳死と臓器移植の関連年表

＊太字は日本関係

年	事項
1954	アメリカで世界初の腎移植に成功〔レシピエントは8年間生存。一卵性双生児間の生体間移植。50年代初めに死体からの一連の実験的な腎移植が試みられるが、ことごとく失敗していた〕
1958	「角膜の移植に関する法律」成立
1967	南アフリカ共和国（バーナード医師による）で心臓移植が行われる〔2例目の移植患者は奇跡的に長く生存〕
	アメリカで肝臓移植が行われる⇒世界の移植医療を刺激
1968	ハーバード大学医学部の脳死の定義を検討する特別委員会が「不可逆的昏睡」を脳死の定義とする〔死の定義の変更をよぎなくしたのは、①脳死（もしくは遷延性植物状態）の患者が増えた（人工呼吸などの延命技術の発達による）ことにより様々な弊害が生じていること、②移植技術が進歩したことで、時代遅れの死の定義のための基準によって臓器獲得に関して論争が起きる可能性が出てきたこと、の理由による〕
1968	札幌医大で和田教授が心臓移植を行う⇒初めは称賛されるが、移植そのものに対する疑惑が浮かび、裁判によって医療現場の密室性と古い体質が明らかになり、のちの移植医療を困難なものにした
1979	「角膜及び腎臓の移植に関する法律」成立
1984	「全米臓器移植法」成立
1985	脳死判定に関する「竹内基準」
1988	日本医師会生命倫理懇談会最終報告
1992	脳死臨調最終報告「脳死は人の死」
1997	6月：「臓器の移植に関する法律」（臓器移植法）成立、10月施行
1999	2月：脳死からの初の臓器移植（2005年3月16日現在で36件の、脳死からの臓器移植が行われた）
2009	7月：「臓器の移植に関する法律の一部を改正する法律」成立、2010年1月より順次施行。完全施行は2010年7月17日。

〔Jonsen（1998）、香川（2000）、赤林（2005）〕などを参考に作成。

資料3-3　生命倫理関連年表

	直接的な出来事	他の重要な出来事（太字は日本）
1945		47　ニュールンベルグ綱領策定（研究倫理）
	48　世界医師会、「ジュネーブ宣言」（医師の倫理に関する宣言）採択（専門職倫理、専門職の使命）	48　「優生保護法」制定⇒1996年「母体保護法」と改正（生殖医療） 51　日本医師会「医師の倫理」制定（専門職倫理）］ 53　ワトソンとクリック、DNAの二重らせん構造モデルを発表（遺伝学）
	54　ジョセフ・マレイ医師、双子の兄弟間での腎臓移植、成功（臓器移植）	
1960		61　国民皆保険実現
	62　シアトル人工腎臓センター開設（希少資源の配分の問題） 64　世界医師会「ヘルシンキ宣言」採択（研究倫理）	64　ユダヤ人慢性疾患病院報道（研究倫理） 65　アメリカ、メディケイドとメディケアを創設（保険制度）
	66　ヘンリー・ビーチャー『ニュー・イングランド・ジャーナル・オブ・メディスン』に「倫理学と臨床研究」を発表、生物医学的研究における倫理的な逸脱行為を指摘（研究倫理）	
	67　12月：南アフリカのクリスティアン・バーナード医師、世界初の心臓移植（臓器移植）	67　出生前診断が可能となる
	68　ハーバード大学医学部臨時委員会「不可逆的昏睡の定義」発表（脳死と臓器移植） 68　札幌医大で、日本初の心臓移植（後に事件化）	69　ヘイスティングス・センター設立（民間の生命倫理学研究所）
1970	72　アメリカ病院協会、「患者の権利章典」発表（患者の権利） 73　ロウ対ウェイド判決（人工妊娠中絶問題） 　　コーエンら、遺伝子組み換え技術を開発（新遺伝学） 75　カレン・アン・クィンラン事件起こる 76　カレン・アン・クィンラン判決（死ぬ権利）	70　Bioethicsという言葉の誕生 71　ケネディ研究所設立（ジョージ・タウン大学）（生命倫理学研究所） 72　タスキーギ事件報道（研究倫理） 73　ケネディ公聴会 75　DNAの塩基配列決定法が開発される（新遺伝学）

1980	78 イギリスで世界初の試験管ベイビーの誕生（生殖医療） 79 米国保健教育福祉省、「ベルモント・レポート」発表（研究倫理） 81 世界医師会、「患者の権利に関するリスボン宣言」採択（患者の権利） 83 ナンシー・クルーザン事件起こる（死ぬ権利） 84 全米臓器移植法制定 86 イギリスのウィラードセン、初期胚の核を未受精卵に移植し子羊が誕生	79 「角膜及び腎臓に関する法律」制定（臓器移植） 83 DNAを大量増幅するPCR法が開発される（新遺伝学） 85 脳死判定に関する、いわゆる「竹内基準」公表 88 日本医師会、生命倫理懇談会最終報告 89 GCP（旧GCP）行政指導として通知（研究倫理）
1990	90 6月：連邦最高裁判決、12月：水分栄養補給の停止を認められ（14日）、26日死去 90 日本初のクローン牛誕生 91 患者の自己決定権法制定（患者の権利） 95 ベンターら、インフルエンザ菌の全ゲノム解読（新遺伝学） 96 クローン「ドリー」の誕生（乳腺細胞の核を未受精卵に移植） 97 イギリスで人間の遺伝子を導入したクローン羊「ポリー」誕生 98 線虫の全ゲノム解読（多細胞生物で初）（新遺伝学）	92 脳死臨調最終報告「脳死は人の死」 97 6月：「臓器の移植に関する法律」成立、10月より施行⇒2009年一部改正］ 97 新GCPが省令として公表される（研究倫理）
2000	03 ヒトゲノム解読終了（新遺伝学）	

（筆者作成）

発展編

4　医療における薬剤師の役割
5　病院薬剤師・薬局薬剤師
6　生命倫理学(各論)
7　薬剤師と現代社会

第4章
医療における薬剤師の役割

学習目標 医薬分業の目的と意義、薬剤師の役割とFIPの動き、ファーマシューティカルケアについて理解する。

キーワード 医薬分業、国際薬剤師・薬学連合（FIP）、7つ星薬剤師、ファーマシューティカルケア、クリニカルファーマシー

1 医薬分業

　医薬分業は、長い歴史のなかで医業と薬業が職業として独立・分離して、必然的に起こってきた。

　医師は病気の診断・治療を行い、処方箋を出す（医師法第22条）。薬剤師は処方箋に従って調剤、薬歴管理、服薬指導を行う（薬剤師法第1条）。すなわち、医薬分業は、医師の「処方権」と薬剤師の「調剤権」に基づいてそれぞれの専門的な職能の役割と権限を相互に尊重しつつ、よりよい薬物治療を患者に提供するシステムといえる（図表4-1）。

医師法第22条（処方箋の交付）
　「医師は、患者に対し治療上薬剤を調剤して投与する必要があると認めた場合には、患者又は現にその看護に当っている者に対して処方せんを交付しなければならない。ただし、患者又は現にその看護に当っている者が処方せんの交付を必要としない旨を申し出た場合及び次の各号の一に該当する場合においては、この限りでない。」

薬剤師法第1条（薬剤師の任務）
　「薬剤師は、調剤、医薬品の供給その他薬事衛生をつかさどることによって、公衆衛生の向上及び増進に寄与し、もつて国民の健康な生活を確保するものとする。」

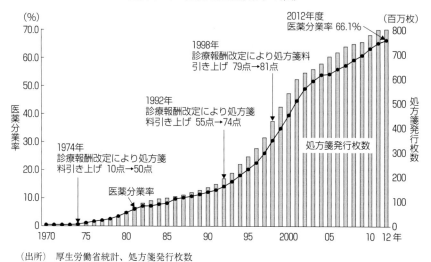

図表 4-1　全国の医薬分業率の推移

（出所）　厚生労働省統計、処方箋発行枚数

●医薬分業の目的

　医師と薬剤師がそれぞれの役割を分担する医薬分業の目的には、次の3つが考えられる。

①情報公開

　医師が処方箋を発行することで、患者に処方内容（医薬品に関する）が公開される。また薬剤師による情報提供が義務づけられたことで、患者は自分の飲む薬について知ることができる。すなわち患者は納得してその薬物治療を受け入れるかどうかを判断することができる。

②薬の安全性の確保

　医師と薬剤師によるダブルチェック、すなわち医師は処方箋を作成し、薬剤師は処方箋に従って調剤をするが、処方内容に疑義をもったときは確認したうえでなければ調剤してはいけない（薬剤師法24条）と決められている。これは薬の相互作用や、複数科受診による重複投薬などの危険性を防止するために有効である。

③薬剤費の適正化

　医薬品による収益によって処方が左右されることのないように、処方箋発行と患者に対する投薬を分離することにある。医薬分業により不必要な薬剤使用が適正化され、その結果、薬剤費が適正化されるという経済的効果も期待されている。

●医薬分業のメリット

　医薬分業にはどのようなメリットがあるのだろうか。厚生労働白書14年版では、それを次のように説明している。
〈厚生労働白書より〉
　医薬分業には、「かかりつけ薬局」において薬歴が管理されることにより、複数診療科受診による重複投薬や相互作用の有無の確認を行うことができること、薬剤師による十分な服薬指導により、医師の処方どおりの服用等が期待されること等のメリットがあり、医薬品の適正使用に大きな利点があることと説明されている。

　すなわち医薬分業が推進されると、
① 十分な服薬指導、アドヒアランスの向上など医薬品の適正使用
② かかりつけ薬局での薬歴管理などにより、複数科受診による重複投薬*や相互作用のチェック**（医師と薬剤師によるダブルチェック）
③ 処方箋が出されることで、患者自身が服用している薬のことを知り薬を意識するようになる
④ 薬の待ち時間が短縮
⑤ 病院の薬剤師は外来患者の調剤にかかる時間が減少することで病棟活動の時間が増えるといったメリットがある。

　　＊　重複投薬：同じような効果をもつ薬が、複数の病院で処方されること。これによって患者は、通常よりも多い量の薬を服用することになる（薬を過剰に摂取することになる）。
　　＊＊　相互作用：複数の薬物を併用した場合に、薬効が減弱あるいは増強されたり、有害作用が起こること。

●医薬分業の起源

　1231年（1240年改正）、シシリーのフリードリヒ2世が出した薬事に関する法律（「薬剤師職能の大憲章」）で医業と薬業をはっきりと区別したのが始まりである。その法律では、次のようなルールが決められている。

①医師は薬局と関連のある事業を営んではならない。
②医師の保護のもとに薬局をおいてはならない。
③医師は薬局と金銭面でいかなる契約をも結んではならない。
④政府が任命した監督官が、薬局で調剤された薬剤が法に基づいて作られたものであるかどうかを調べる。
⑤もし、薬剤師が法に背いていたら財産を没収する。監督官がその違反を見逃したり、悪事に荷担したときは死刑に処す。

　すなわち、「診療行為を行う医師と調剤行為を行う薬剤師とは別々の人物でなければならない（経営的に独立していなければならない）」、「圧力をかけてはいけない（影響力の及ぶ関係にあってはいけない）」、「金銭契約などをむすんではいけない（ワイロなどの受け渡しをしてはいけない）」ということになる。また、「政府が任命した監督官（公的なチェック機関）によって、不正がないかどうかを監視する仕組み」も定められている。さらに、このルールが守れなかったときは、「財産を没収する、死刑に処す」など厳しい罰則が定められている。厳しい罰則があるということは、当時「医師と薬剤師の分離」が重視されていたことが推測できる。

　フリードリヒ2世が毒殺を恐れて、病気を診断する者と、薬を保管・管理する者とに分けた、つまり「医師と薬剤師とが別々の人物でなければならない」だけでなく、「医師が優越的な地位を利用して圧力をかけてはいけないこと、金銭の受け渡し（ワイロ等）をしてはいけないこと」などを定めた。このようなことが守られて初めて、薬が正しくチェックされ、患者が危険な目にあわなくてすむようになる。

　13世紀中に医学・薬学が発展し、医薬分業が芽生えたことは第2章で説明したとおりである。

●日本の医薬分業の歴史
（1）明治時代の医薬分業運動

　明治政府は1871年にドイツ医学導入を決定し、1874年に医制が制定された。その中で医薬分業が規定された（医制第41条）が、これは当時政府が医療機関が医薬品によって収益を上げることに問題意識をもっていたためと考えられる。しかし1884年、この医制による医薬分業は解除された。その理由は、
① 当時はまだ西洋医は少なく、漢方医が医師の多数を占めており、医師サイドの反対が強かった。
② 薬剤師の絶対数が少なかった。
③ 長い漢方医療に慣れ親しんできた国民の意識を急に変えることが難しかった。
などが考えられる。

　1889年、薬律と呼ばれる「薬品営業並薬品取扱規制」が制定され薬剤師の名前が初めて用いられた。この第1条で薬剤師の職能を明確化しているが、附則をつけることでいままでの慣習を存続させた。これに対して薬剤師側から反発が起こり、医薬分業運動が始まった。しかし、医薬分業はなかなか進展しないまま、第2次世界大戦以後にアメリカの占領軍の統治のもと、医薬分業実施について大きな転換期を迎えた。

（2）戦後の医薬分業運動の展開

　1949年アメリカ薬剤師協会使節団が来日し、医薬分業の早急実現を盛り込んだ勧告書を提出した。1951年に医薬分業法案が国会に提出されたが、すぐには実施されず、1955年に医師の調剤権を認めた「医薬分業法の一部改正」が公布され、翌年から実施され現在に至っている。

　遅々として進まなかった医薬分業が徐々に進展を見せ始めたのは、1974年からである。医師の処方箋料が10点から50点に引き上げられ、医療保険における医薬分業推進の方向性が明確になった。分業率は1989年には、全国平均で11.3％、2001年には44.5％に達した。現在の分業率は65％を超えている（**図表4-1**）。

資料4-1　日本の医薬分業の歴史年表

1874年	医制が制定。医薬分業が規定される。
1884年	医薬分業規定解除
1889年	薬律「薬品営業並薬品取扱規制」が制定。薬剤師の名が初めて用いられる。第1条で薬剤師の職能を明確化するが、附則をつけることでいままでの慣習を存続させた。この附則の設定に対して薬剤師側の反発が起こり、本格的な医薬分業運動が始まる。
1949年	アメリカ薬剤師協会使節団が来日。医薬分業の早急実現を盛り込んだ勧告書を提出。
1951年	医薬分業法案が国会に提出される。すぐには実現せず。
1955年	医師の調剤権を認めた「医薬分業法の一部改正」が公布され、翌年から実施され現在に至る。
1961年	国民皆保険制度ができる（国民健康保険法、健康保険法が整備）。すべての国民がいずれかの医療保険制度に加入。
1974年	医薬分業推進の方向性が明確になる。医師の処方箋料が10点から50点に引き上げられ、医療保険における医薬分業推進の方向性が明確になった。分業元年といわれる。
1992年	医薬分業率：全国平均14.1％。医師の処方箋料が55点から74点に引き上げられる。第2次医療法改正で薬剤師が医療の担い手として医療法に明記される。
1998年	医薬分業率：全国平均30.5％、
2000年	医薬分業率：全国平均37.9％、秋田県では60％。
2001年	医薬分業率：全国平均46.8％、秋田県69.7％。
2003年	医薬分業率：全国平均50％を超える。
2006年	医薬分業率：全国平均55.8％。第5次医療法改正で「調剤を行う薬局」を医療提供施設として位置づける。
2009年	医薬分業率：全国平均60.7％。
2013年	医薬分業率：全国平均67.0％、秋田県84％。

　医薬分業率は、保険薬局での処方箋受け取り枚数と医療機関における処方箋発行件数で求められる。

　　　　分業率＝処方箋受け取り率
　　　　　　　＝処方箋枚数（保険薬局での受付枚数）／外来処方件数（医療機関における処方箋発行件数）

●日本の医薬分業の現状と問題点

　1992年に診療報酬改定で処方箋料が55点から74点に引き上げられると、1994年から2002年にかけて医薬分業率が急速に伸びている。これは、この時期に薬価改定が迅速に行われ、薬価差益が縮小されて病院は薬による利益がそれほど見込まれないことから医薬分業が急速に進んだ結果と考えられる。しかしその後、分業率はそれほど伸びていない。2003年度に医薬分業率は50％を超え、2010年度には、院外処方箋発行枚数は約7億3000万枚で、医薬分業率は63.1％に達した（日本薬剤師会調べ）。分業率が50％を超えてからの伸び率は、それまでに比べて低くなっている。

　医薬分業のメリットは、「かかりつけ薬局」において薬歴が管理されることにより、複数診療科受診による重複投薬や相互作用の有無の確認ができること、また薬剤師による十分な服薬指導により、アドヒアランスの向上が期待されること等が挙げられる。しかし、「平成14年度医療保障総合政策調査・研究基金事業」として行われた「医薬分業による薬剤給付の合理性に関する調査研究」の患者評価についての報告によると、患者は医薬分業に対してそれほどメリットを感じていないことがうかがえる。この調査研究の報告を基に、現状と問題点をみてみよう。

　「薬を受け取った薬局」についての調査では、約9割の人は「受診した医療機関の近くの薬局」と回答し、薬局選択の理由は、「受診した医療機関の近くにあったから」である（図表4-2、図表4-3）。この結果からは、患者は薬の受け取りにあたっては利便性だけを重視し、「かかりつけ薬局」を決めて自身の薬歴を管理してもらうという医薬分業の意義をあまり認識

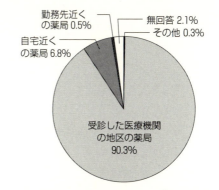

図表4-2　薬を受け取った保険薬局（患者調査）

（出所）　平成14年度医療保障総合政策調査・研究基金事業「医薬分業による薬剤給付の合理性に関する調査研究」（以下、同じ）

図表4-3　保険薬局を選択した理由（患者調査）

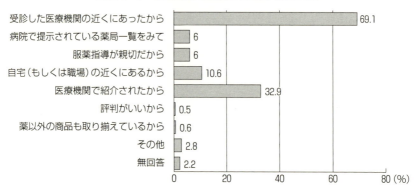

図表4-4　かかりつけ薬局を決めている理由（患者調査）

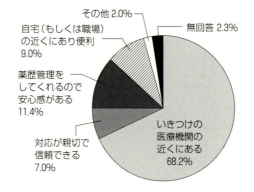

していないと考えられる。

　また「かかりつけ薬局を決めているか」という質問には、院外処方箋を受け取った人のうち、44.1％が決めており、その理由は7割近くが「いきつけの医療機関の近くにあるから」と回答している（図表4-4）。これらの調査結果から、いきつけの医療機関の近くにある薬局をいつも利用していることで、結果としてその薬局を「かかりつけ薬局」とみなしているだけだと思われる。「いつも利用する薬局（＝いきつけ薬局）」と「薬歴を管理してくれる薬局（＝かかり

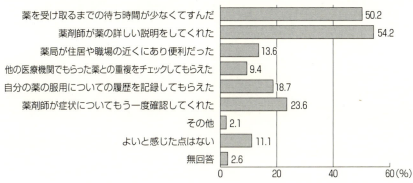

図表4-5　院外処方について良いと感じた点（患者調査）

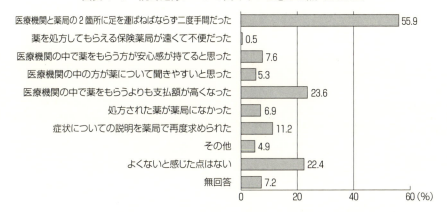

図表4-6　院外処方について良くないと感じた点（患者調査）

つけ薬局）」の違いが患者には明確に認識されていないことがうかがえる。

　ただし、「お薬手帳」を持っている患者は、持っていない患者に比べて医薬分業に対する評価が高く、薬歴管理や重複チェックをしてもらえることを利点として挙げる人が多かった。その他、院外処方による支払い額の増加を良くないと感じる割合も低いという結果が報告されている。それに反して「お薬手帳」を持っていない患者は、持っている患者に比べて医薬分業について良いと感じないとする割合が高く、医療機関の中で薬をもらう方が安心感を覚える割

合が高かった。

　院外処方について良いと感じた点として「薬歴管理」や「重複チェック」を挙げる割合は約1～2割と低く、それに反して「待ち時間が少ない」「薬剤師が薬の説明をしてくれる」を挙げる割合は5割を超えていた（図表4-5）。また、院外処方について良くないと感じた点としては「二度手間」を挙げる割合が55.9％と他の理由に比べて突出していた（図表4-6）。院外処方では医療機関で薬をもらうより、支払い額が高いという不満の声も多かった。

　この報告では、院外処方の経験の有無により患者の院外処方に対する評価は異なっているが、利便性や支払い額の増加（診療費や薬剤費に変わりはないが、医療機関には処方箋料、薬局には調剤料が加算され、少し割高になる）に対するデメリットを上回るメリットが必ずしも感じられない状況にあると考えられる。特に院外処方未経験者にとっては、利便性の悪さというデメリットを上回るメリットは見出しにくく、薬歴管理や重複投薬のチェックをしてもらえるという医薬分業のメリットを患者にわかってもらえるように、薬剤師も「知ってもらう」努力をしなければ、医薬分業が今以上に増えるとは考えにくい。

2　薬剤師職能の変遷――薬剤師職能とファーマシューティカルケア

●薬剤師の役割とFIPの動き

　国際薬剤師・薬学連合（FIP：Fédération Internationale Pharmaceutique）の使命は、薬剤師の職能とサイエンスの国際的調和、さらには世界の薬学教育の充実に向けた活動を推進することである。毎年国際大会が開催されており、世界各国の薬剤師が集まって、薬剤師の役割について真剣に話し合いが行われている。国によって様々な事情を抱えており、おのずと求められる薬剤師の役割に違いがあるが、根本は、医薬品の適正使用により、人々の健康を改善することにある。

　1993年、FIPの年次大会と世界保健機構（WHO）の主催する「薬剤師の役割に関する会議」が相次いで東京で開催された。両国際会議でも「ファーマシューティカルケア」という概念が議論され、薬剤師の役割を左右する重要な

概念として受け入れられた。

　WHOの東京大会では、「ファーマシューティカルケア」概念の確立と実践について議論され、新時代の薬剤師の役割を世界に広めることになった。また1997年のバンクーバー大会では、このような新時代の薬剤師の出現には大学での薬学教育が大きな影響を及ぼすということで"薬学教育の問題"が焦点になった。これからの薬剤師のもつべき資質が「7つ星薬剤師」の名前で表された。さらにWHOとFIPは2006年に「Developing pharmacy practice-A focus on patient care-」のハンドブックを出版し、その中で薬剤師のもつべき資質に8番目として「研究者（researcher）」を加えた。

　FIPでは、WHOの「7つ星薬剤師」の議論などを踏まえて、1998年ニューオーリンズにおいて、薬学教育の改革に関するシンポジウムが開かれた。この会議では、地域により、薬剤師の職能に対する認識の違いから、教育のあり方に考えの違いがみられ、統一された見解は示されなかった。しかしこのような世界的規模での議論の高まりは、21世紀における薬剤師職能の活性化へと、つながった。

　2002年にフランスのニースで開催された第62回国際薬剤師・薬学連合（FIP）ニース大会では、継続的専門教育（CPD：Continuing Professional Development）に関する専門家としての基準についての声明が採択された。CPDとは、実務の改善につながるすべての学習活動をさしており、それは5つの主要要素——自己評価、個人計画、行動（実行）、記録、評価——から成っている。CPDの実践には、生涯教育が重要な役割を果たしている。

　2008年のバーゼル（スイス）でのFIP大会では「変貌を遂げる世界の中での薬剤師業務の再構築」、2009年のイスタンブール（トルコ）大会では「患者のアウトカムに対する責任」、2012年のオランダでのFIP100周年記念大会では、「責任ある医薬品使用により人々の健康を改善する」がメインテーマとして掲げられた。この大会ではWHOから「世界で慢性疾患に対して処方されているおよそ半分の医薬品が無駄になっている」という推計が発表され、薬剤師はもっと医薬品を適切かつ有効に使用されるように働きかけなければならないとされた。

◀ コラム7：「7つ星薬剤師」の資質 ▶

1．ケア提供者（Care-giver）
　薬剤師はケアサービスを提供する。薬剤師は、医療システムのもと、他の医療従事者とともに薬剤師の業務を統合した一連のものとして捉えなければならない。また、そのサービスは最高の質でなければならない。

2．意思決定者（Decision-maker）
　適切で、効果的で、安全で費用効果の高い資源（例えば人材、医薬品、化学薬品、機材、手順、実務）の活用は薬剤師の仕事の基盤であるべきだ。地域および国家レベルにおいて、薬剤師は医薬品の政策を定める役割を担う。この目的を達成するためには、データや情報を統合して評価し、最も適切な行動方針を決定する能力が必要である。

3．伝達者（Communicator）
　薬剤師は処方医と患者をつなぎ、一般市民に健康と医薬品に関する情報を伝えるのに、理想的な立場にある。薬剤師は他の医療者や一般市民とのやりとりには、豊富な知識と自信をもって臨まなければならない。

4．マネージャー（Manager）
　薬剤師は資源（人材、物理的、経済的）と情報を効果的に活用しなければならない。また、薬剤師は雇い人や医療チームのマネジャーやリーダーから活用されやすくなければならない。薬剤師が医薬品やそれに関連する製品についての情報共有やそれらの質の保証に、より大きな責任を負うにつれて、情報とそれに関連する技術が与える課題がますます大きくなるだろう。

5．生涯学習者（Life-long-learner）
　一生涯薬剤師として仕事を続けるために必要な知識や経験をすべて大学で得ることは不可能である。生涯学習のコンセプト、理念、義務は大学在籍時から始まり、薬剤師として生涯ずっと支援しなければならない。薬剤師は知識とスキルを最新の状態にする方法を学ばなければならない。

6．教育者（Teacher）
　薬剤師は次世代を担う薬剤師の教育や研修、一般市民に対する教育を支援する責任がある。教育者として参加することで、他の人に知識を伝えるだけでなく、新しい知識を獲得し、従来の技能を進展させる機会となる。

7．リーダー（Leader）
　例えばチーム医療などの総合的なケアを行う状況において、他の医療従事者が不足している、あるいはいない地域で、薬剤師は患者や地域の福利厚生にリーダーシップを発揮する義務を担っている。リーダーシップは、ビジョン、意思決定能力、コミュニケーション、効果的な管理はもちろん、思いやりや共感をもつことである。薬剤師はそのリーダーシップの役割を認められるためには、ビジョンや指導

力をもたなければならない。
 8．研究者（researcher）
　薬剤師は医療チームの中で薬の適正使用について助言するためには、根拠に基づく（例えば科学的、薬剤業務、医療制度）情報を効果的に活用しなければならない。経験の共有化と文書化によって、薬剤師は患者のケアと結果を最適化する目的のために根拠となる基礎に貢献することができる。研究者として、薬剤師は一般市民や他の医療従事者に偏りのない健康や医薬品に関連する情報をより身近なものにすることができる。

◀コラム8：CPD ― 5つの要素からなる過程▶

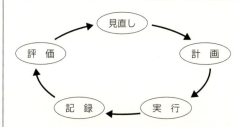

　CPD（Continuing Professional Development）は、「個々の薬剤師が、その職にある限り専門家としての能力を保ち続けるためには、自己の責任において、知識・技術・態度を体系的に維持し、向上させ、広げること」と定義されている。すなわちCPDは、最新の知識と技術を常に習得し、すべての薬剤師が高いレベルの専門家としての能力を維持することを目的としている。このCPDの目的である専門家としての能力を保ち続けるためには生涯教育が非常に重要となるが、生涯教育に参加しただけでは、専門家としての実務に明確な変化が現れるとは限らない。系統だったCPDのプログラムにおいても生涯教育は重要な位置を占めており、個々の薬剤師に合ったものに変えられる。
　系統だったCPDプログラムは次の5つの要素を含んでいる。
①自己評価：CPDのためのニーズの把握。不得意な分野は何か、あるいは自信のない部分はどこか、仕事において補うべき能力はどこか、満たされていない患者のニーズがあるか、どんな知識、技術が必要か、などCPDのために自分に何が必要か見直しをする。
②計画：個人的なCPDのニーズを満たすために必要な材料と行動を洗い出す。
③実行：CPDプログラムに参加する。
④記録：自分が行ったCPD活動をすべて記録し、その記録を必要に応じ提出できるようにする。
⑤評価：いかなるCPD活動についても、実行に移すことでニーズを満たすことができたか、業務において向上した部分があるか、患者のためになることがあった

か、どんな利益があったか、現段階のニーズは何か、など自分に問うてみて、CPD の成果を評価する。

　この５つのサイクルを絶えず繰り返すことで、専門家としての能力を常に評価し、質を改善してゆくよう努力しなければならない。

　CPD の序文では、「薬剤師の任務のひとつは、人々が薬物治療から最大限の利益を確実に得られるよう努めることである。そのためには常に、実務、薬学、専門家として求められる基準、関連諸法、医薬品の使用に関する知識と技術などについて最新の事情に精通していなければならない。それは個人が CPD に専心することによってのみ達成される」とも述べられている。

　一方、FIP と世界医師会（WMA：World Medical Association）との間で、1966年頃から、薬物療法における医師と薬剤師の役割分担に関する議論が行われてきた。そして1999年の10月にテルアビブで開かれた第51回の世界医師会の総会で「薬物療法における医師と薬剤師の業務上の関係に関する世界医師会声明」が採択された。声明は、序文、医師の責務、薬剤師の責務、結論から構成されている。序文では、医師と薬剤師は最適な薬物治療を提供するために補完的かつ相互に支援する責務を有するとしている。このことを実現するためには、相互のコミュニケーション、尊重、信頼そしてお互いの職能に対する相互理解が必要であるとし、医師の責務として10項目、薬剤師の責務として８項目を規定している。このような形で一応の結論が出された背景には、1989年のケプラー教授たちの提唱した薬剤師業務の「ファーマシューティカルケア」の概念が影響しているものと思われる。

◀コラム９：薬物療法における医師と薬剤師の業務上の関係に関する世界医師会声明▶

第51回世界医師会総会において採択
1999年10月、イスラエル、テルアビブ
2010年10月、第62回世界医師会バンクーバ総会で修正

A．はじめに
1．薬物療法の目標は、患者の保健並びに QOL を向上させることである。最適な薬物療法とは、安全で、効果があり、慎重に選択されたもので、さらに費用対効果の高いものでなくてはならない。医療サービスは誰しもが享受できるものでな

くてはならず、患者及び医療提供者のニーズに見合った正確で最新の情報を提供する基盤が整備される必要がある。
2．医師と薬剤師は、最適な薬物療法を提供するという目標の達成に向けて、相互補完的かつ協力関係にある。このことを実現させるためには、対話や尊重、信頼そしてお互いの職能の能力に対する相互理解が必要となる。患者へのカウンセリングに際して、医師の側では、治療の目標、危険性と便益、それに副作用の方により重きをおくことになる。一方、薬剤師の側では、医薬品の正しい使い方やコンプライアンス、用量、使用上の注意や保管に関する情報の方に重きをおくこととなる。

B. 医師の責務

（ここでは薬物療法に関する責務に限ることとし、医師の責務全般を論じるものではない）
3．医師になるための教育並びに専門技能を基礎に、また、診断を行い得る唯一の責任者であることを自覚し、疾病の診断を行うこと。
4．薬物療法のニーズを把握し（適宜、患者や薬剤師及びその他の保健医療従事者と相談しながら）的確な医薬品を処方すること。
5．診断や指示、治療の目標はもとより、薬物療法の実施、便益、危険性それに副作用の可能性に関する情報を患者に伝えること。
6．薬物療法による患者の反応や治療目標に向けた進展の度合いをモニターし、評価し、さらに（適宜、薬剤師及びその他の医療提供者と協力し合いながら）治療計画を変更すること。
7．薬物療法に関する情報を他の保健医療従事者に提供し、ないしそれらの者と共有すること。
8．治療上のニーズに沿って、また法律上（医師法）の規定に従って個々の患者の適切な記録を残しておくこと。
9．生涯教育を通じて薬物療法に関する高い知識水準を維持すること。
10．医師による供給が求められる医薬品に関して、その安全な調達、保管を保障すること。
11．相互作用やアレルギー反応、禁忌、治療の重複などがないかどうか、処方内容を検討すること。
12．医薬品の副作用について、適宜、保健当局に通報すること。

C. 薬剤師の責務

（ここでは薬物療法に関する責務に限ることとし、薬剤師の責務全般を論じるものではない）

13. （関連法規に従って）医薬品の安全な調達、適切な保管、調剤を確かなものとすること。
14. 患者に情報を提供すること。当該情報には、医薬品の名称、その目的、起こり得る相互作用及び副作用、並びに正しい使用法や保管方法に関する事項が含まれる。
15. 相互作用やアレルギー反応、禁忌、あるいは治療の重複作用がないかどうか、処方内容を再検討すること。疑問があれば、処方者（医師）と協議すること。しかし薬剤師は処方した医師と相談なしに処方を変更してはならない。
16. 患者の求めに応じて、医薬品に関係した問題や処方された医薬品に関する疑問に答えること。
17. （そのようなことが薬剤師の責務であることを自覚し）非処方箋薬の選定や使用、さらに軽い症状や疾病に対してどのように対処すればよいのか、適宜、患者にアドバイスすること。セルフメディケーションを行うことが適切でない場合には、患者に主治医の診断と治療を受けるよう助言すること。
18. 医薬品の副作用について、適宜、保健当局に通報すること。
19. 医薬品に関する全般的ないし、特別な情報を一般市民及び保健医療従事者に対して提供及び共有すること。
20. 生涯教育を通じて、薬物療法に関する高い知識水準を維持すること。

D. 結 論
21. 薬剤師と医師とがお互いの役割を尊重しつつ、協力し合い、医薬品が安全かつ適切に用いられ、最善の保健成果を上げるようにすることによって、患者は最大の恩恵を受けることができる。

● クリニカルファーマシーとファーマシューティカルケア

　1990年代からFIPが薬剤師の生き残りをかけて、ファーマシューティカルケアの普及と実践にエネルギーを注ぎ始めた。全世界の薬剤師の行動理念とし、国ごとの社会環境の違いはあっても、それをただの理念に終わらせず、日常業務に組み込み、市民や他の医療従事者に目に見える形で現すために、FIPが動き出した。その背景には、薬の工業化が進展し、医薬品の開発技術が発展した結果、複雑な調剤業務が少なくなり、薬局の専門性が失われていったことがある。社会の医療に対する意識改革や製剤技術の進歩に伴い、薬剤師の仕事も薬剤調製という狭い調剤業務中心の世界から、患者というヒトを対象にした

幅広い調剤業務へと変わっていかなければならなかったのである。

　アメリカでは、このような社会の変化に対応して、1960年代から薬剤師の生き残りをかけて動きだした。それがクリニカルファーマシーといわれるものである。それほど技術が要らなくなった調剤業務はテクニシャンに任せ、薬剤師は病棟に出て、薬の適正使用に重要な役割を発揮し、薬剤師の役割を積極的にアピールした。すなわち薬剤師業務を今までのもの指向から患者指向へと舵をきったのである。このような動きが全世界に広まっていった。

　1970年代に入ると日本にもクリニカルファーマシーの概念が入ってきた。クリニカルファーマシーは日本では臨床薬学と訳され、この考えに沿って主に病棟で注射薬の調製や服薬指導、TDM（Therapeutic Drug Monitoring, 治療薬物モニタリング）などが実施され、薬物療法の質的向上を図った。そのような活動をする薬剤師を「臨床薬剤師」と称した。1988年にはこのような薬剤師の病棟業務が保険で「薬剤管理指導料」（100点業務）として初めて認められた。

　アメリカで始まったクリニカルファーマシーの動きは世界中に広まったが、それぞれの国の言語で訳された結果、国によって方向性が違ってきた。1990年代に入ると、FIPとWHOはフロリダ大学のヘプラー教授が提唱したファーマシューティカルケアの考え方を薬剤師の行動理念として取り入れたが、これを全世界の薬剤師の行動理念として広めていくために、あえてそれぞれの国の言語に訳さずファーマシューティカルケアの呼称で広めていくことになった。

● **ファーマシューティカルケアについて**

　ファーマシューティカルケアという概念は、1990年にヘプラー教授によって提唱された。これは薬剤師職能の基本となる考え方で、「患者のQuality of Life（QOL）を改善するという明確な結果をもたらすために採られる薬物治療を、責任をもって実行することである。これらの結果とは、①疾病の治癒、②患者の症状の除去または軽減、③疾病の進行を止めたり、遅らせたりすること、④疾病又は症状の予防である。」と定義されている。

　この概念は、薬剤師が薬の合理的で安全な使用のためにもっと積極的な役割をもつべきであること、そして薬物治療のコストを下げ、医療財政の改善に貢

献すべきだという社会からの要請から生まれてきたといえよう。ヘプラー教授たちは1990年発表の論文で「薬に関係して起きた病気や死はしばしば防止が可能である。薬剤サービスにより薬の有害作用の多くは減らすことができる。そのためには薬剤師業務の理念を患者中心に据えたファーマシューティカルケアを採用しなければならない」としている。

ここでいう「薬に関係しておきた病気や死」は単に薬害を意味しているのではない。薬によって起きる病気や死などの問題を、次の8つのカテゴリーに分類している。

1．患者が指示された薬を受け取らないこと
2．不適切な薬剤を選ぶこと
3．患者があまりにも少ない量や回数しか薬を使わなかったこと
4．心理的、経済的など様々な理由で薬を手にしなかったこと
5．過剰服用
6．薬の有害作用で医療上の問題を抱えること
7．薬物相互作用
8．専門家の指示なしに薬を使うこと

これらの問題を薬物療法の考え方やスタイルそのものに原因があるとしている。医師と薬剤師そして患者との関係がバラバラで、何の共通認識ももっていない薬物治療スタイルや、結果を無視した治療方法を考え直さなければ、問題は解決しないとした。そしてファーマシューティカルケアの概念に基づく方法論で、薬物治療に積極的に薬剤師が関わっていくことに期待したのである。

3 日本における薬剤師職能の変遷

急速な高齢化の進展と経済基調の変化のなかで、医療保険制度や医療提供体制の見直しが行われてきた。これら医療環境の変化は、薬剤師の職能にどのような変化をもたらしたのだろうか。

現在、医学・薬学の進歩と薬物治療の発展に伴い、薬のプロフェッションである薬剤師の役割は重要になってきている。医療の場で薬剤師の行う業務に

は、基本的業務（調剤業務等）、薬剤管理指導業務、薬物治療支援業務（無菌製剤、TDM、院内感染防止、副作用モニタリング、PEM〔Prescription Event Monitoring, 処方イベントモニタリング〕）、治験業務、在宅医療などがある。

　従来の薬剤師の仕事は、調剤、医薬品の管理・供給といった医薬品というモノを中心に進められてきた。調剤業務を考えても、薬剤調製という技術中心の狭い概念の調剤であった。そこにはクスリというモノを対象にした調剤（もの指向の調剤）が主で、ヒトを対象にした調剤（患者指向の調剤）は希薄であった。しかし社会の医療に対する意識改革や製薬技術の進歩、薬剤業務の機械化・自動化が進展するに伴い、薬剤師の業務も調剤業務中心の世界から、医薬品情報提供、薬物治療のモニタリング、カウンセリングなどの専門的知識や技術が必要とされるサービスを含む、患者を中心としたケア業務へと変わってきている。薬剤師は薬物治療を管理する新たな役割を通じ、患者ケアに貢献することができる。

　1992年の第2次医療法改正で、薬剤師が医療の担い手として明記されたこと、さらに2006年の第5次医療法改正では「調剤を行う薬局」を医療提供施設として位置づけることが明記されたことで、薬局薬剤師の担う役割として①薬物療法の提供、②健康の維持・増進のためのセルフメディケーションの提供、③栄養相談、健康相談、介護、医療相談窓口といったことが求められている。また、現在（2014年）進められている第6次医療法改正では、より効率的で質の高い医療提供体制の構築をめざして、在宅医療・連携の推進、医療従事者間の役割分担とチーム医療の推進といった視点で医療提供体制の機能強化に向けた改革が行われようとしている。地域の医療提供施設として位置づけられた薬局は、地域において在宅医療の推進に、複数の医療機関等との連携システムの構築のために多職種での連携、協働を進めていかなければならない。また、地域医療での効率的、かつ安全で質の高い医療を提供するために、薬剤師としての果たすべき役割を認識しなければならない。

　FIPのミシェル・ブフマン会長は日本での講演（2014年5月）で、FIPの役割は「世界の健康を守るため、責任ある医薬品使用を進めていくことが薬剤師の使命であり、世界規模で健康を改善することにある」と述べている。また、

これからの薬剤師業務は「調剤から患者ケアに」シフトしていかなければならないとし、販売業者ではなく、健康を提供できる薬剤師になることが必要であるとのメッセージを送った。

> ☞ 設　問
> 1）医薬分業の目的は何か。
> 2）医薬分業のメリットについて述べよ。
> 3）7つ星（8つ星）薬剤師について、説明せよ。
> 4）CPDの5つの要素とは何か。
> 5）ファーマシューティカルケアについて、考えを述べよ。

【参考文献・資料】

医療保険制度研究会編（2005）『目で見る医療保険白書〔平成17年版〕』ぎょうせい

中山健夫監修（2011）『薬剤師業務のさらなる展開─患者中心のケアを目指して─2006年版ハンドブック』メディカルドゥ

日本薬剤師研修センター編（2002）『薬局薬剤師実務研修テキスト（上）〔第3版〕』薬事日報社

Hepler, Charles D. and Strand, Linda M. (1990) Opportunities and responsibilities in pharmaceutical care, *Am J Hosp Pharm*, 47 (3): 533-543

World Health Organization, International Pharmaceutical Federation *Developing pharmacy practice: A focus on patient care HANDBOOK 2006 EDITION*

第29回社会保障審議会医療部会「医療法等改正法案　参考資料」厚生労働省、2014年6月20日

『数字に見る医療と医薬品』2006年版、2007年版、2013年版、2014年、アステラス製薬株式会社

第5章
病院薬剤師・薬局薬剤師

学習目標 病院薬剤師および薬局薬剤師の業務と役割を理解し、その重要性を認識するとともに、それぞれの薬剤師の将来にわたる使命について考察する。
キーワード 病院薬剤師業務、薬局薬剤師業務、持参薬管理、チーム医療、在宅医療、セルフメディケーション

1 病院薬剤師

院外処方箋が現在のように定着する前は、病院薬剤師の業務は外来患者の調剤・投薬が大半を占めていた。その後、医薬分業が進み、院外処方が一般的に定着したことで、病院薬剤師も院内業務、主に入院患者の薬物療法の関与へと活動の場を広げられるようになった。また、患者主体の医療が求められるなか、最適かつ安全な医療を提供するために病院薬剤師の業務内容にも大きな変革が求められている。

このような状況下において、多種多様な医療スタッフが協働して患者に医療を提供する「チーム医療」の推進および医療の質の向上・安全確保の観点より、チーム医療において薬剤師が積極的に患者の薬物療法に関与することが求められている。

2 病院薬剤師の業務と役割

病院における薬剤師の業務は、①調剤業務（無菌調剤を含む）、②病棟業務、③医薬品管理に大別できるが、チーム医療をより推進していくためには薬剤師の病棟への配置人数を増やすことが必要不可欠である。病院における薬剤師の配置に関しては、2007年に「病院における薬剤師の業務及び人員配置に関する検討会」から報告書が出された。これによると、病院薬剤師のあるべき業務としては「医療・薬物治療の安全確保と質の向上のための業務」、「医療の安全確保

のための情報に関する業務」、「その他取り組むべき業務」の3つに分類される。

●医療・薬物治療の安全確保と質の向上のための業務
（1）医療の安全確保のための薬歴に基づく処方鑑査の充実
　処方鑑査は、患者の年齢や既往歴、アレルギーや副作用の有無、持参薬などの背景や臨床検査値、現在の状態などの現状を含めた患者情報を記録した薬歴に基づく、薬剤師にとって基本的な業務の1つである。副作用や服用事故を回避するために薬歴に基づいた処方鑑査は重要であり、ハイリスク薬や抗がん剤など、副作用や服用事故によって患者の健康に重大な被害を及ぼす可能性のある医薬品の処方鑑査は特に重要となる。

（2）患者情報に基づく服薬指導と薬学的ケアの実施（病棟における医薬品関連業務への参画）
　薬剤師が病棟において、入院患者の様々なデータに基づく服薬指導や薬物療法の解析、医薬品の管理を行い、その情報を他の医療従事者に提供することは、基本的な重要業務である。医療チームの一員としての責務を果たし、薬物療法において主体的に参画するためには、薬剤師が病棟に常駐することが必要であり、薬物療法の安全性確保とその質の向上のためにも病棟専任薬剤師の配置が不可避である。2012年度の診療報酬改定では、病棟専任薬剤師の重要性が評価され、「病棟薬剤業務実施加算」が新設された。

（3）入院患者の持参薬管理
　一般的に入院患者の多くは薬物治療中である。入院患者の約70％は入院時にそれまで服用していた（いる）薬を持参し、そのほとんどが継続服用される。この入院患者の持参薬に関しては、入院処方との重複投与や相互作用による医療事故の発生が懸念される。したがって、入院患者に対する薬剤師の最初の業務としてこの持参薬の鑑別がある。持参薬をすべてリストアップし、鑑別し、担当医に報告することが基本的な業務であるが、単なる報告ではなく、病院内に在庫する医薬品との照らし合わせ、同効薬の選択、入院時の薬物療法との相

互作用確認など、入院中の薬剤管理指導業務の一部として、持参薬鑑別を含む入院患者の持参薬管理は、病院薬剤師の重要な業務として位置づけられている。

(4) 注射剤の処方箋に基づく調剤の実施

注射剤処方に関しては、多くのインシデント・アクシデント事例が報告されており、より重篤な医療事故につながることから、注射剤の処方箋に基づく調剤は、病院薬剤師が責任をもって行うべき基本業務である。したがって、注射剤の取り揃え、混合調整、ラベルの貼付、適正使用のための情報提供、投与後の患者状態の観察など、入院患者すべての注射剤の処方箋に関する調剤を病院薬剤師が実施すべきである。

(5) がん化学療法への参画

がん化学療法では多くの治療計画（レジメン）が存在し、患者の状態に応じた最適なレジメンが選択される。がん化学療法におけるレジメンの登録・管理、実施計画の作成と実行、抗がん剤の調整、副作用管理、患者への服薬指導など、がん化学療法の実施において病院薬剤師の参画は必須である。特に抗がん剤の調整は、被ばく回避のため、知識と技術を備えた薬剤師の専任とすべきである。さらに、現在のがん化学療法は多職種が協働して取り組むチーム医療が必須であることより、病院薬剤師としての専門性を遺憾なく発揮すべき業務である。

(6) 手術室、集中治療室等における病院薬剤師による医薬品の適正管理

手術室や集中治療室では、麻薬、麻酔薬、毒薬などの特別な管理が必要とされる薬剤が頻繁に、かつ大量に使用されるため、薬剤師が適正に管理する必要がある。またこれらの薬剤は、それぞれの法律により管理や使用に制約が多く、この点からも病院薬剤師がその管理に積極的に取り組むべきである。

(7) 高齢者に対する適正な薬物療法への参画

　高齢者は多種多数の医薬品を併用していることが多く、また、各臓器の機能低下などにより薬物の体内動態が健常人に比較し変動しており、副作用も生じやすい。さらに、視覚・聴覚機能の低下により服用過誤が生じやすい。したがって、服薬指導を徹底するとともに、よりリスクの少ない投与形態への変更など、患者に応じた服薬支援を行うことは、病院薬剤師の基本的な役割である。今後さらなる高齢化社会を迎えるに際し、患者に応じた適切な薬物療法の実践・支援は、チーム医療の一員としての病院薬剤師の責務といえる。

(8) 精神科領域薬物療法における患者の服薬遵守の向上

　統合失調症などの精神科領域の薬物療法では、患者の積極的な参加による服薬遵守の向上が必須であり、そのためには患者と医療従事者との信頼関係構築が必要とされる。病院薬剤師は、服薬指導や投薬後のモニタリングなどを介して、患者および患者の家族と接し、信頼関係の構築を図るとともに、得られた情報を他の医療従事者に提供し、共有化していく必要がある。

(9) チーム医療への参画による安全性の確保と質の向上（感染制御チーム、緩和ケアチーム、褥瘡対策チーム、栄養サポートチーム等への参画）

　近年の医療技術の急速な発展に伴い、薬物療法も高度化しており、病院薬剤師には薬物療法の専門家として、医療の質の確保・向上および医療の安全性において主導的に参加することが必須である。現在、医療スタッフとして病院薬剤師の存在は欠くべからざるものであり、2010年に厚生労働省医政局長が発令した「医療スタッフの協働・連携によるチーム医療の推進」においても、病院薬剤師が主体的に薬物療法に参加することの有益性が示されている。すなわち、単に医薬品の専門家として、医薬品の効果や用法の情報提供のみではなく、チーム医療の一員として積極的に個々の薬物療法に関わることが求められている。病院薬剤師が参加する医療チームおよび業務内容を以下にまとめる。

- 感染制御チーム：抗菌薬の使用状況、感染症発生状況等を把握し、適正な抗菌薬の使用を推進するとともに、院内感染防止対策に参画する。また、適切

な消毒薬の使用や管理等の業務にも取り組む必要がある。
- 緩和ケアチーム：がんや後天性免疫不全症候群の患者に対して、病院薬剤師は疼痛緩和のための麻薬の施用状況の確認や麻薬に関する正しい知識や管理法の説明も含めた服薬指導や副作用対策などを実施する。
- 褥瘡チーム：褥瘡の病態にあった薬剤の選択と適切な治療材料等について助言を行い、早期治療と発生予防に取り組む。
- 栄養サポートチーム：適切な輸液選択などへの支援や嚥下・摂食障害患者への投与方法の検討などの業務に参画する。

(10) 個々の患者に応じた薬物療法への参画（院内製剤業務の実施と薬物血中濃度の測定・解析による薬物療法の最適化）

　治療上必要であるが医薬品として市販されていない、患者の状態等により市販の医薬品では十分な対応ができない、などの場合には、院内で製剤を行う「院内製剤」を用い、個々の患者に対応することがある。院内製剤の使用に際しては、病院薬剤師が患者に対して、有用性と危険性について十分に説明をし、同意を得たうえで使用するという過程が必要となる。また、院内製剤の製造およびその管理は、薬学的知識と技術をもった病院薬剤師の専任事項である。

　薬物療法の有効性と安全性を確保し、最適な治療を提供するうえで、薬物血中濃度の測定と解析は有効である。TDM（Therapeutic Drug Monitoring）は、薬剤を投与した患者の体液中薬物濃度を測定し、個々の患者に最適な薬物投与条件を設定するための測定である。病院薬剤師は、医師の指示のもとで実施されるTDMに関与し、処方設計に参画することにより、その専門性を発揮でき、最適な薬物療法の実施に貢献できる。

●医療の安全確保のための情報に関する業務
（1）医療安全確保のための情報の共有化

　医薬品を安全かつ適正に使用するために、病院薬剤師が製薬企業や厚生労働省等からの医薬品に関する情報を収集することが必要となる。また、服薬指導

や回診同行、カンファレンス等で得た患者情報を解析・評価し、他の医療従事者へ情報提供し、共有化することで、適切な薬物療法の実施に参加することができる。

(2) 医薬品の採用に必要な情報の収集と提供

　病院での新規医薬品の採用に際しては、国内外の治験成績、承認審査報告書および添付文書等の情報を収集・評価し、さらにこれまでの治療法とのコストと効果の比較などの薬剤経済学的な検討を行うなど、病院薬剤師は適正な医薬品の採用に積極的に関与するべきである。また後発医薬品の採用に関しても、品質、安定供給および情報提供等の観点を重視した採用基準を病院薬剤師が作成し、提供すべきである。さらに医療関係者や患者が抱えている後発医薬品への不安等の払しょくに貢献することも病院薬剤師に求められている役割である。

●その他取り組むべき業務
(1) 教育・研修への積極的な関与

　教育・研修への積極的な関与については、人材育成（後進育成）の観点から6年制薬学部教育での長期実務実習の受け入れや、がん薬物療法、感染症薬物療法等に精通した薬剤師の養成、卒後教育の充実への取り組みなどは、今後、病院薬剤師が積極的に取り組むべき社会的使命である。また病院薬剤師には、医薬品の適正な管理・取り扱いに関する研修の企画立案など、病院のスタッフが常に最新情報を共有できるための教育・研修の実施に取り組み、推進していく必要がある。

(2) そ　の　他

　病院薬剤師に取り組みが求められている業務として、小児や妊産婦に対する最適な薬物療法への参画、専門性を発揮できる治験への参画、服薬指導の支援となる入院患者を対象とした服薬指導教室の開催、地域の各医療機関との連携、退院後の患者の薬物療法に関わる薬薬連携などがある。さらに大学附属病

院などが中心となっている「高度医療の提供」を担う特定機能病院では、新しい高度な医療技術の開発や治験業務、市販後調査等に病院薬剤師が積極的に関与することが望まれている。

3 病院薬剤師の将来像

　以前の病院薬剤師は、医師や看護師など他の医療従事者と異なり、外来・入院患者に接する機会が乏しく、医療人としての意識教育も希薄であったことと相まって、医薬品の管理担当として隔離された存在であった。また、他の医療従事者との連携も乏しく、患者と医療スタッフの両者から離れた存在であった。しかしながら現在では、病棟薬剤業務の拡充やチーム医療への参画に伴い、医療チームの一員としてその専門性を発揮し、薬物療法において存在感を認識されているだけでなく、診療報酬上においても適切な評価がなされつつある。また、定期的な病棟における服薬指導などの病棟業務を通じ、患者からもその存在と業務を理解されるようなった。今後は、EBM（Evidence-Based Medicine；科学的根拠に基づく医療）による処方設計への参画や、病棟の機能に応じた質の高い病棟薬剤業務の提供において、さらなる専門性を発揮し、その存在感をより高めていくことが渇望されている。

　テクニシャン制度を導入している諸外国では、一部の無菌調剤を除く調剤はすべて病院薬剤師の業務から隔離され、病院薬剤師の業務は処方設計と処方鑑査に特化し、病院薬剤師としての専門性を発揮している。これは、適切な薬物療法を提供されるべき患者にとっても、チーム医療において協働する他の医療従事者にとっても望ましい病院薬剤師の姿である。わが国における病院薬剤師においても、今後はさらなる努力を続け、薬剤師としての専門性を遺憾なく発揮し、入院患者に対し、「顔の見える薬剤師」として恒常的に接し、医療において医師に匹敵する、存在感のある薬物療法の専門家として認識されることが期待されている。

4 薬局薬剤師

　薬局および薬局に勤務する薬剤師（薬局薬剤師）は、市販薬の販売を通じて地域医療に貢献してきた。しかしながら、1974年のいわゆる医薬分業元年より、医療機関の発行した院外処方箋を応需し、薬局で調剤・投薬を行う「処方箋調剤」業務が増加し始めた。その後、クリニックモール、大手調剤薬局チェーンの出現等により、1990年代から医薬分業率は急激に伸び、2013年には67％（日本薬剤師会調べ）に達した。

　このような医薬分業の急速な拡大により、主に処方箋調剤を応需する、いわゆる調剤薬局が増加し、薬局薬剤師の業務は、それまでの市販薬の販売から処方箋調剤へと移行し、近年では薬局薬剤師の業務の大半は処方箋調剤となった。これに伴い、旧来より薬局が担っていた市販薬の扱いは減少し、薬局は処方箋を持って行く施設との認識が一般国民に定着してきた。しかしながら、医療の高度化・専門化、少子高齢化社会の進展により、薬剤師を取り巻く社会環境は大きく変化し、薬局および薬局薬剤師には、処方箋調剤における薬物療法の提供者と地域に密着した健康情報の拠点・地域医療の担い手の２つの役割が求められている。

5 薬局薬剤師の業務と役割

●処方箋調剤における薬局薬剤師の業務と役割

　医薬分業における院外処方箋の浸透に伴い、医院・クリニック等の医療機関で診察を受け、発行された処方箋を薬局に提出し、薬局薬剤師より調剤された医薬品を受け取り、説明を受けることが一般的となった。処方箋調剤における薬局薬剤師の主な業務は処方箋に記載された薬剤（処方薬）の調整とその提供であり、安全・確実・迅速な調剤技術（スキル）と医薬品情報や患者情報を基盤とする適正な服薬指導や情報管理を行うことである。

　医薬分業率が67％となった現在、国民と接する機会が多い薬剤師は薬局薬剤師である。患者と薬局薬剤師のつながりは、患者と病院薬剤師とのつながりに

比較し緊密なものであることから、処方箋調剤を介し、患者とのより深い信頼関係を構築することができ、この信頼関係の構築が薬局薬剤師の重要な役割となっている。

(1) 処方箋監査

　処方箋調剤における最初の業務が、応需した処方箋の監査である。薬局薬剤師は医療機関の医師等が発行した処方箋に基づき調剤や薬剤の提供を行う場合には、処方箋の法的要件、記載事項（患者氏名・性別・年齢・薬剤名・用法用量・投与期間など）や患者情報・薬歴の記載事項（アレルギーや副作用・重複投与・相互作用・患者に適した剤形など）の確認を行い、処方箋調剤の可否を判断する。この過程を処方箋監査といい、最適な薬物療法を患者に提供するための、薬局薬剤師の重要な業務である。

(2) 疑義照会

　薬剤師は医師の処方箋に疑わしい点があった場合、問い合わせを行い、疑わしい点を確かめた後でなければ調剤を進めることはできず（薬剤師法24条）、この問い合わせ行為を疑義照会という。疑義照会は薬剤師の専権事項であり、医師の監督下ではなく、独立した存在として薬物療法に関与するための権利であり、疑義照会の義務を怠った場合には薬剤師法第32条により刑罰に処される。したがって、疑義照会は薬局薬剤師の重要業務であり、薬学的見地に基づき、薬剤師としての専門性と矜持をもって取り組むべき責務である。また、疑義照会は医師とのコミュニケーションが大切であり、節度ある態度で真摯に取り組むことが必要となる。

(3) 後発医薬品への対応

　後発医薬品の使用促進は、医療費増加が問題視されている現在、薬局薬剤師が積極的に取り組まなければならない業務である。後発医薬品への変更に関しては、処方箋に後発医薬品への変更が認められていること、患者に十分な説明をしたうえで、後発医薬品への変更の同意が得られていることが必要となる。

単に安価な医薬品への変更に終始するのではなく、薬物療法の効果が十分に維持できることを説明し、変更後も責任をもって経緯を確認することが、後発医薬品の使用促進における薬局薬剤師の重要な役割である。また、後発医薬品へ変更した際には、処方医に対して後発医薬品に関する情報提供を行う必要がある。

(4) 処方薬の調整

処方薬の調整には、錠剤やカプセル剤などの内服薬を整える「計数調剤」と、軟膏や水剤・散剤などを計量する「計量調剤」がある。処方薬の調整に際しては個々の患者に適した調整が求められることがあり、高齢者の処方薬の調整での粉砕作業や一包化、乳幼児の処方薬では賦形や矯味などの作業が求められ、薬局薬剤師として、より安定かつ有効な薬物療法を確保するための職能が必要となる。

なお近年、一包化や計量混合といった過程において機械化が進み、薬剤師の業務の効率化やヒューマンエラーの回避に貢献している。

(5) 調剤薬鑑査

医療過誤防止の観点からも調整された処方薬(調剤薬)の鑑査は重要な業務であり、薬局薬剤師が留意して臨むべき責務である。基本的には処方箋に従って調整されているかを確認するが、単に処方薬の照合だけではなく、後発医薬品への変更等も含めた処方箋監査や処方内容に問題点がないか再確認すること、疑義照会を行っていた場合には回答の妥当性を含めた評価も必要となる。したがって、調剤薬の鑑査に就く薬局薬剤師には、処方内容や調整方法、患者情報の把握において一定レベルの判断能力を備えていることが望ましい。

ヒヤリ・ハット事例である調剤ミスや調剤過誤は後を絶たず、ヒューマンエラーの根絶は不可能である。薬局は多数の医療機関からの処方箋を応需することが当然となっているため、書式や記入方式などの多様化が過誤発生の要因ともなっている。調剤薬の鑑査は、処方薬が患者に渡る最終段階での防波堤であることを十分に認識し、最新の注意を払うことが必要となる。

（6）調剤薬の交付と情報提供（服薬指導）

処方箋調剤の最終過程である調剤薬の交付は、患者に調剤薬を渡すだけではなく、適正使用のための情報提供もその業務に含まれ、「服薬指導」とも称される。調剤薬を交付する際には、薬局施設や来局者数の繁忙度にもよるが、患者への渡し間違い・渡し忘れには注意が必要で、特に繁忙時は、患者の確認に十分留意すべきである。

調剤薬の交付時には、薬局薬剤師は調剤薬の適正使用のため、患者に対して必要な情報を提供し、薬学的知見に基づく指導を行うことが義務づけられている（薬剤師法25条の2）。調剤薬の効能効果、用法用量はもちろん、予想される有害事象（副作用）とその対処方法、他の医療機関や市販薬などの併用薬との相互作用など、必要な情報を提供するとともに、交付した調剤薬の管理方法も含め、患者自身の管理により、最適で安全な薬物療法が受けられるよう、薬局薬剤師としての専門性を活かした指導をする必要がある。

（7）患者情報の管理

薬局薬剤師による患者情報の管理では、主に薬剤服用歴（薬歴）を活用する。薬歴には、副作用やアレルギー歴などの患者情報、交付した調剤薬や調整法などが時系列に記録されている。また次回の処方箋調剤における注意事項なども記載され、処方箋調剤において欠く事のできない資料であり、薬歴への記載量および記載内容の質は薬局薬剤師の能力を端的に表すものである。一方で薬歴は、詳細な患者の個人情報を集積したものであり、その管理は薬局薬剤師の業務の中でも責務の重いものである。

薬歴は薬局内に保管し、薬局内で共有する患者情報であるが、医療が多様化し、同時期に複数の医療機関を受診することが稀有でない現在においては、他の医療従事者との患者情報の共有も必要な事である。「お薬手帳」はこのような状況において、複数の医療施設の医師や病院薬剤師、薬局薬剤師が患者情報を共有できる重要な情報源であり、安全な薬物療法を提供するために必須な資料である。しかしながら、お薬手帳は患者自身が管理する個人情報であるため、患者自身がその重要性を理解し、積極的に活用できるよう、指導していく

ことが薬局薬剤師の重要な役割である。

(8) 医薬品の管理
　医薬品の管理には単純に数量を管理する数量管理と、医薬品の品質を適正に管理する品質管理の2つがある。さらに医薬品の中には法律等によりその保管・管理が定められているものがあり、これら医薬品の管理は法的管理と称する。薬局において薬局薬剤師による法的管理が必要とされる医薬品としては、麻薬・覚せい剤原料・毒薬・劇薬・向精神薬などがある。これらの管理には保管方法や場所、譲渡譲受に関する規則、記録簿の作成、紛失や廃棄の際の届けなど、様々な規制があり、薬局薬剤師が責任をもって取り組む業務となっている。
　血液製剤によるB型肝炎やAIDSなどの感染、ウシ由来製品によるBSEの発症など、生物由来製品による薬害ともいえる社会問題の発生により、これらの製品の危険性軽減と早期安全対策が2002年の薬事法の改正に盛り込まれた。これに規制された生物由来製品は、「生物由来製品」と「特定生物由来製品」に大別され、適正な使用・管理、患者への説明、使用記録の保管等が関係法令により義務づけられている。さらに2014年の薬事法改正では、生物由来製品を含めた医薬品の副作用のみを想定した管理規定に「保健衛生上の危害の発生および拡大防止」のために必要な規制を行うことを加え、ヒトの細胞や臓器を用いた再生医療等製品を新たな規制対象品目として定めた。

●地域医療における薬局薬剤師の業務と役割
(1) セルフメディケーションの推進
　近年の急激な少子高齢化、医療費の増大などの社会情勢の変化を踏まえ、地域医療に貢献できる望ましい形の「かかりつけ薬局」の構築が求められている。そのための基本的な考え方の1つとして、セルフメディケーションの推進のため、地域に密着した健康情報拠点として、薬局は積極的な役割を担うべきと提言されている。このような社会情勢を受け、日本薬剤師会では「薬局・薬剤師を活用した健康情報拠点の推進」において薬局が健康情報拠点として、地

域の保険・医療等の健康支援に活躍するため、セルフメディケーションの支援策の例として以下の項目を上げている。
　①市販薬等を用いた地域住民の健康管理支援
　②禁煙支援（市販薬での対応が可能）
　③自己検査機器（血圧測定など）を用いた健康チェックとアドバイスや、受診勧奨による地域との連携（早期発見、重症化予防）
　④児童・生徒、地域住民への医薬品適正使用教育、薬物乱用・依存防止活動、アンチドーピング活動
　⑤地域の多様な保健・医療・介護・福祉サービス（介護・介護予防、ワクチン事業、検診、運動など）と地域住民をつなぐ、情報提供や各サービスへのアクセス支援等
　⑥栄養指導（栄養士の雇用など栄養士の専門性との連携）
　⑦社会的な役割の充実（自殺予防対策、子育てサポート、高齢者サポート等）
このように、薬局および薬局薬剤師は、薬局での市販薬の販売以外においても、多種多様にセルフメディケーションの支援ができることは明らかである。

（2）市販薬の販売

　市販薬の販売を病院薬剤師が行うことはほとんどなく、市販薬の販売は薬局薬剤師の専任事項であり、処方箋調剤による調剤薬の販売と双璧をなす薬局薬剤師の業務である。市販薬の販売における薬局薬剤師の役割は、
- 市販薬の使用が適切かの判断
- 症状に応じた適切な有効成分と剤形の選択
- 患者情報に基づく併用薬、アレルギー、副作用防止のための確認
- 服薬の継続と有害症状の回避に関する指導

であり、薬局薬剤師としての高度な専門知識を発揮し、取り組むべき業務である。
　さらに、単に医薬品を販売するだけでなく、日常生活での注意指導も併せて行うべきである。市販薬の多くは対症療法に留まり、症状の緩和が主たる目的となっているため、市販薬を服用しても、症状の原因に対する根本的治療や予

防は難しい。しかしながら薬局薬剤師の日常生活上の指導により、予防や症状の軽減に貢献できることもある。患者の生活状況を把握し、市販薬の適正使用や予防に関する正しい指導を行うことは、薬局薬剤師の重要な責務である。また、在宅医療が拡大している現在では、市販薬だけでなく、在宅医療で必要となる介護用品・衛生材料の供給も薬局の重要な役割となっている。

2006年の薬事法改正において、一般用医薬品がそのリスクの程度に応じ、第1類医薬品から第3類医薬品に分類され、第1類医薬品を除く一般用医薬品を販売できる資格者として、薬剤師以外に登録販売者が制定された（施行は2009年6月）。これらは国民のセルフメディケーションにおける安全性と利便性を確保するための改正とされた。また、この改正では医薬品の店頭以外での販売、郵送や通販での販売は第3類医薬品のみ許可されており、第2類医薬品については一部に特例で郵送や通販での販売が暫定的に許可された。

しかしながら大手インターネット販売会社の要求に端を発した訴訟や社会背景により、2014年の大規模な薬事法改正において、医師の処方箋によらない薬局製造販売医薬品（薬局製剤）および一般用医薬品の販売に関しては、一定の規制はあるものの、インターネット上での販売や郵送での販売などの「特定販売」が認められた。これにより、一般消費者はほとんどの一般用医薬品を薬局、店舗販売業等の店舗に行かずに購入することが可能となった。この改正は、利便性の点では消費者に有用な改正といえるが、地域医療の安全性の面では、適正使用や副作用などの有害事象の管理等において、薬剤師の負担が大きくなる改正である。

(3) 在宅医療

医療の高度化、高齢化社会、ライフスタイルの変化などの近年の急激な社会情勢の変化により、介護・在宅医療は個別の家庭問題から大きな社会問題と変貌し、現在では可及的速やかに対応しなければならない国家レベルの課題となっている。2014年度の診療報酬改定の重点課題として、その基本方針に「在宅医療の充実」が挙げられており、重点課題への対応として「在宅医療を担う医療機関の確保と質の高い在宅医療の推進」が示されている。さらに将来に向

けた課題として引き続き「在宅医療の充実」が記載されており、現在および将来において、在宅医療の充実は医療機関・医療従事者の最大の責務である。

　薬局薬剤師が行う在宅医療での訪問業務には、医療保険の対象である「在宅患者訪問管理指導」と介護保険の対象である「居宅療養管理指導」があるが、両者の業務内容に相違はない。訪問業務は、薬局での通常業務に比較し、内容的には特別な差があるものではないが、患者の特性や居宅という環境により、より高い薬学知識と患者接遇におけるコミュニケーション能力が求められる。また、在宅医療はチーム医療であり、医師や薬剤師などの医療従事者とケアマネジャーやヘルパーなどの介護従事者より構成され、病院での医療チームより多職種が関連するため、より緊密な連携が必要となる。さらに、患者家族は在宅チーム医療の一員でもあり、支援する対象でもある事から、相応のコミュニケーション能力が要求されることも在宅チーム医療の特徴である。

　在宅医療における患者に対する薬局薬剤師の役割は、①医薬品の提供、②効果、副作用の確認、③相互作用・重複投与の確認、④服薬状況・残薬の管理、⑤服薬支援、⑥医薬品の保管・管理状況の確認、⑦廃棄物処理、⑧患者および家族からの相談応需などである。また、質の高い在宅医療を提供するため、訪問の前後には在宅チーム医療の他職種との情報共有が重要となり、特に訪問を指示した医師への報告書の提出やケアマネジャーへの居宅サービス計画の策定は必須である。

●その他の薬局薬剤師の業務
(1) 学校薬剤師

　学校薬剤師は、学校保健安全法第23条第2項の定めるところにより、幼稚園・小学校・中学校・高等学校・高等専門学校・盲学校・聾学校・養護学校に至るまで、大学を除く国立・公立・私立の学校すべてに委任委嘱されるものであり、病院薬剤師が委嘱されることもあるが、多くは地域の薬局薬剤師に委嘱される。

　学校薬剤師の職務は、学校の環境衛生、薬事衛生に関与することであり、具体的には、①飲料水やプール水などの環境衛生検査、②劇物や引火性ガスの配

置や取り扱い指導などの薬事関連、③砂場や手洗い場の点検や害虫駆除などの安全点検、④給食関連の検査や安全に関する食物安全、⑤検査に基づいた問題点等の指導、などがある。これらの職務は学校長の指揮下において執務し、執務後には学校薬剤師執務記録簿への記載が義務づけられている。

(2) 災害時の対応

災害時において、薬局薬剤師は調剤・医薬品の供給以外に、専門知識を活用した医薬品の保管・管理、衛生用品の供給、環境衛生管理など、多岐にわたる業務に寄与することが求められる。災害地では、主に医療救護所において医療チームの一員として、医薬品の仕分けや供給、医薬品の使用状況および在庫の管理、患者が定期的に服用している処方薬の聴き取りやお薬手帳の確認、衛生管理、防疫対策に加え、健康相談や指導も重要な役割となる。

また、災害時に使用できる(供給される)医薬品は限られているので、その中で代替やや同効薬への変更、医療用医薬品の代替としての市販薬の選択、通常時と異なった生活に起因する体調不良や服薬状況の変化に対する適正な服薬指導等、専門家としての知識を活かした活躍が求められる。

(3) その他

疾病の進行は「疾病前」「疾病前期」「疾病後期」に分類され、疾病を予防するためには各段階において有効な対策を講じる必要がある。この対策も疾病の進行段階に応じて、疾病の発生を未然に防ぐ「一次予防」、疾病の早期発見・早期治療により疾病の悪化を防ぐ「二次予防」、適切な治療や管理を行い疾病の再発や重篤化を防ぐ「三次予防」に分類される。

薬局薬剤師には地域医療の担い手として、健康相談や健康教室などにおける健康指導、運動療法や食事療法などの指導管理、地域の衛生環境の整備や疫病予防対策などを介して、一次予防に努めることが求められている。一次予防に留まらず、セルフメディケーションの支援等において、市販薬の適切な販売や服薬指導を介し、二次予防での問題解決まで含めた活動も求められている。

また、学校薬剤師としての活動と併せて、たばこやアルコール等の嗜好品、

危険ドラッグ対策などの教育指導も重要な役割である。

　地域医療の担い手として、地域住民に対する指導と同様に、後進の指導・育成も薬局薬剤師の重要な役割である。6年制薬学部教育における長期実務実習では、薬局も病院と同期間の実習を担うため、病院薬剤師同様、次世代の人材育成の担当者として、これまで以上の知識と指導能力が要求されている。そのため、卒後教育や生涯研修の場を活用した個々のスキルアップとその維持に努める事も重大な責務である。

6 薬局薬剤師の将来像

　地域医療の充実を目的としたなかで、地域医療における医療人である薬局薬剤師には、今後、在宅医療においてその職能を発揮することが求められる。特に薬物療法に関しては、医師と協働し、薬剤師として職能を発揮していくことが求められるが、今後新たに求められる職能として、イギリスにおける Patient Group Direction（PGD）やアメリカにおける Collaborative Drug Therapy Management（CDTM）といった、医師との協働下での薬剤師による処方変更や薬剤交付などの職能が薬剤師に認められる可能性がある。この新たな職能の行使には、フィジカルアセスメントにも精通し、治療効果や副作用のモニタリングなどを担える能力が薬局薬剤師に求められ、新たな責務となっていくことと考えられる。

　社会情勢の変化や、患者やその家族のニーズの多様化により、基幹医療機関と地域医療機関の役割分担についての議論が重ねられている。地域医療機関の1つである薬局の役割についても多種多様な意見があるが、薬局のあるべき姿として「地域に密着した健康情報拠点」が求められている。市販薬の適正使用や、健康に関する情報提供などを通じたセルフメディケーションの推進は、地域医療機関の中核をなす薬局の使命であり、薬局薬剤師が取り組むべき役割である。薬局薬剤師による健康相談や患者の自己測定結果の評価、受診勧奨などは、今後薬局における恒常的な業務になると考えられるが、この業務や市販薬の適正な推奨には、薬局薬剤師としての高度な医薬品に関する知識と臨床判断

能力が必要となる。薬局薬剤師はこのような業務と責務を果たすべき存在であり、今後は「医療人としての自覚」の熟成と自己研さんがより一層求められると考える。

☞ 設　問

1) 病院薬剤師による持参薬管理とは何か。
2) 病院における代表的な医療チームを挙げよ。
3) 薬局薬剤師の業務である処方箋監査とは何か。
4) 在宅医療における薬局薬剤師の役割を挙げよ。

【参考文献・資料】

厚生労働省医政局長通知（平成22年4月30日、医政発0430第1号）
日本薬剤師会編（2011）『調剤指針〔第13改訂〕』薬事日報社
病院における薬剤師の業務及び人員配置に関する検討会（2007年8月10日）「病院における薬剤師の業務及び人員配置に関する検討会報告書」日本薬剤師会
日本病院薬剤師会監修（2009）『病院薬剤師業務推進実例集―「病院薬剤師のあるべき業務と役割」の実践に向けて―』薬ゼミ情報教育センター
薬局・薬剤師を活用した健康情報拠点の推進（日薬業発第239号　平成25年12月2日　日本薬剤師会）
薬事法等の一部を改正する法律の概要（平成25年法律第84号）
日本学術会議薬学委員会チーム医療における薬剤師の職能とキャリアパス分科会（2014年1月20日）「薬剤師の職能将来像と社会貢献」

第6章
生命倫理学（各論）

学習目標 　生命倫理の4原則、患者の権利、研究の倫理、医療専門職の倫理のそれぞれについて正しく理解する。

キーワード 　医療倫理の4原則、患者中心の医療、リスボン宣言、ニュールンベルク綱領、ヘルシンキ宣言、ジュネーブ宣言、プロフェッション、薬剤師倫理規定

1 はじめに：生命倫理学に関わる4つのテーマ

●医療の現場における生命倫理

　この章では、生命倫理学の発展編として、生命倫理（医療倫理）の4原則、患者の権利、研究の倫理、医療専門職の倫理の4つのテーマを順番にみていくことにする。生命倫理学の対象範囲は非常に広く、これらのテーマの他にも取り扱われるべきテーマはたくさんある。医療の現場で実際に問題となる倫理的問題ともなれば無数といえるだろう。このような医療現場における倫理的問題を取り扱う生命倫理学の分野を特に臨床倫理学（clinical ethics）と呼ぶこともあるが、こういったケース・スタディーは実は想像する以上に解決が難しいものである。臨床の問題をそれなりに処理することができるようになるためにも、生命倫理学の基本的な考え方や見方、あるいは解決の仕方の方向性を理解しておく必要がある。本論に入る前にそれぞれのテーマについてごく簡単に説明をしておきたい。

　まず生命倫理の4原則から始めよう。生命倫理では多くの原則を挙げることができるが、なぜ4原則なのか。4原則とは、無危害原則、善行原則、自律尊重の原則、正義の原則、の4つである。生命倫理学がいうところの「原則（principle）」は簡単にいえば、医療を実践するうえで最も重要視すべき価値観、もしくは価値と理解すればいいだろう。

　上に挙げた4原則のうちの最初の2つは、西欧の医学の伝統的な最も基本的な価値とされ、ヒポクラテスの誓いで強調されているものである。後の2つは

ごく最近に強調されるようになった価値で、自律尊重の原則は、1960年代以降に患者の自己決定ということが強調され、患者中心の医療（patient-oriented medicine）が叫ばれ出すことによって医療の前面に出てきた。正義の原則は、医療がますます複雑かつお金のかかるものになり、どうすればすべての人が平等に、公平に、しかも納得のいく医療費で、質の高い医療や高度化した医療の恩恵を享受できるのかという問題が医療政策の中心的な課題になりつつある状況のなかで注目され出したものである。公平で無駄のない、できる限り多くの人々が満足できる医療はどうすれば可能かという、すべての医療先進国にとっての最大の課題を考える際に欠かすことのできない価値といえる。

　要するにこれらの4原則は、現代医療の倫理的問題のポイントを今のところ最もうまく表現しうる原則といえる。

　患者の権利の重要性については、難しい説明は必要ないかもしれない。患者中心の医療が叫ばれるなか、患者の権利の中身についてできる限り多くの人々が一定のコンセンサスをもつことは欠かせないからである。患者の権利に何を含めるのか、患者の権利を履行するには何が必要なのか、権利は多ければいいというものではない。権利は履行されなければ意味がないからだ。そのためには前提として権利を履行する人々（すなわち、権利を履行する義務を負った人々、つまり医療専門職や医療行政に携わっている人々）が必要であるし、また履行を可能とする組織と仕組みが、そしてさらにこれらの仕組みや組織を支える制度や法律がなければならない。これらを実現するには、当然、人材も必要だし、お金も時間もかかるだろう。このような視点から患者の権利の具体的な中身について改めて考えると、この問題もそう簡単ではないことが理解されるだろう。

● **研究倫理について**

　研究の倫理についてはどうだろうか。現代の医療において生物医学的研究に何らかの規制が必要ではないかと人々に強く印象づけたのは、1966年に発表されたヘンリー・ビーチャーの1本の論文だった。ビーチャーは当時ハーバード大学の麻酔科の教授で、後に通称「ハーバード脳死委員会」で委員長を務め、死の再定義にも大きな役割を果たした。彼の論文の内容はいわば内部告発のよ

うなもので、第2次世界大戦後のアメリカにおける生物医学的研究における人を使った実験の非倫理的な逸脱行為が、一流の機関で、一流の研究者たちによって行われていることを暴露していた。同論文で取り上げられた内容は、第三帝国下においてドイツのナチスの医師たちが行った残虐な人体実験を思い出させるようなものだった。医学の進歩のために、あるいは薬学の進歩のために、人体実験が必要なことはいうまでもないにしても、そのやり方には配慮が求められるはずである。しかし、それができていなかったことを暴露したのである。

　このスキャンダルは生物医学の研究者に対する信頼を大きく傷つけ、そのような研究の規制を「研究者たちの良心だけに」任せていていいのかという強い疑念を一般の人々に抱かせた。ここから現代の研究の倫理学は始まったといってもいいだろう。今ではその対象は人体実験に限らず、様々な分野へと広がっている。それだけ生物医学、そしてまた薬学の研究が深まり広がり、今まで私たちが想像することすらできなかった領域に足を踏み入れているということでもある。このような状況下での研究倫理の課題は、被験者を最大限保護しながらも、社会全体にとって最も有益となるような形で、それらの研究を規制する方法を探求することであろう。もちろん、これはそんなに簡単なことではない。

●医療専門職の倫理

　最後に取り上げるのは、医療専門職の倫理である。現代の医療に携わる人々の仕事はますます複雑になっている。生物医学的知識の進展に伴う、診断、検査、予防、治療、リハビリ、薬物等における医療技術の爆発的発展、証拠に基づく医療、患者中心の医療の推進、次々と出されるガイドラインや法令、それに伴う制度変更、社会の複雑化に伴う価値観やライフスタイルの多様化、インフォームド・コンセントに基づく患者の自己決定の要請、これに伴うSOL（sanctity of Life＝生命の尊厳）からQOL（Quality of Life＝生活の質）への考え方の変化など、医療専門職はもちろん患者にとっても現代医療はますます不透明なものになりつつある。

このような状況において、医療専門職の役割はむしろ重要度を増している。現代手にすることのできる医療資源を効率よく効果的に使いながら、患者が満足のいくように、また患者が納得できる形で自己決定できるよう患者を援助する。テクノロジーや制度やガイドラインというハード面と対峙する一方で、患者の自己決定やQOLの尊重というソフト面にも対応しなければならないのだから、医療専門職の仕事には相当の順応力や調整力（裁量の余地＝自律性）と継続的努力、さらにしっかりした倫理的行動規範の修得が求められる。裁量には倫理的判断を欠かすことはできずこれは特に大切なものである。倫理的判断には一般的な倫理的規範だけではなく、医療専門職特有の倫理規範も含まれる。薬剤師なら薬剤師の、医師なら医師の、看護師なら看護師の、個々人としてのではなく、まさにその職能に応じた倫理的判断が求められるのである。そのためには何よりもまずプロフェッションの社会的位置づけについて学ぶ必要があるだろう。

2 生命倫理の4原則

●生命倫理の原則とその背景

　生命倫理の4原則を最初に提唱したのは、トム・ビーチャムとジェイムズ・チルドレスが著した『生物・医療倫理学の諸原理（Principles of Biomedical Ethics）』（初版出版1979年）とされている。この本は現在まで版を重ねる（2012年に第7版が出ている）ほど非常によくできた生命倫理学の定番的教科書といえる。この中でビーチャムとチルドレスは、4つの原則、すなわち自律尊重の原則（Respect for Autonomy）、無危害原則（Non-maleficence）、善行原則（Beneficence）、正義の原則（Justice）を基本に、生命倫理の重要な種々の概念を説明している。

　生命倫理、とりわけ医療倫理において、原則というのは、先にも述べたように医療を実践する際に最も大切にするべき考え方を表している。無危害原則と善行原則は古くからある原則で、すでに第3章でみたようにヒポクラテスの誓いの中にもはっきりと述べられているものである。

自律尊重の原則や正義の原則が強調されるようになるのは1960年代以降のことといえる。その時期以降、患者の自己決定ということが強く主張されようになるからである。医師によるパターナリズムではなく、患者自らの治療方針を自ら決定することが本来の姿だと主張しうるためには、患者は何よりも自律——自らの判断と行動を自らコントロールすること——が最も重要だと認められなければならない。正義の原則が医療の世界で強調されるようになったのは、最近のことである。先進国ではいずれの国も医療サービスのすべてを現行の医療費内で提供することが困難になっている。医療サービスの質と量が各国民の購買力を上回っているからである。このような状況では、どうすれば医療費の増大を抑えながら、効率のいい、質の高い医療サービスを提供できるかということが大きな問題となってきているのも当然の流れといえる。特に民主主義社会（医療先進国はほとんどすべて民主主義社会である）では、健康という基本的人権の中でもきわめて重要な価値は、原則として、すべての人に平等、公平、公正に提供される必要がある。日本国憲法にも「すべて国民は、健康で文化的な最低限度の生活を営む権利を有する」（25条1項）とある。

　しかし、現在の生活のレベルと医療水準に見合った医療サービスを、平等、公平にすべての国民に提供するという課題の達成がそう簡単ではなくなっているのも事実である。医学・生物学的知識と医療技術の進歩は著しく、医療サービスがカバーする領域は広がる一方で、かつ、臨床で利用できる先進医療はますます高価なものになりつつあるからだ。この一点をみても、現在の医療倫理が従来の医療における倫理とはまったく異なる次元のものになりつつあることが理解できるだろう。自律尊重の原則も正義の原則も、もとはと言えば民主主義社会における政治哲学の基本的な原則であった。そのような原則が医療倫理の世界において中心的な原則と考えられるようになっていること自体が、現在の医療問題の特徴の一端を物語っているといえるだろう。

　以下にそれぞれの原則についてその特徴をみていくが（ただし、無危害原則と善行原則はその歴史的背景と内容的類似性を考慮し一緒に取り扱うことにする）、常に念頭においてもらいたいのは、上記の4原則は実際には互いに複雑な関係にあるということである。これは現在の医療が非常に複雑な面を抱え込んでいるこ

との証拠であり、したがってこれら4つの原則は、医療現場ではそのような複雑な相互関係のなかでしか、具体的な形では現れないことを意味する。つまり、1つ1つの原則はそれぞれ独立して意味を成しているのではなく、相互の関係のなかで初めて具体的な意味を有し、位置を与えられるということなのである。

●無危害原則と善行原則
（1）「ヒポクラテス集典」、『養生訓』にみる医の倫理

「ヒポクラテス集典」の中の「流行病」の第1巻第11節に、「益を与えよ、さもなくば無害であれ」という一文がある。これは患者保護の立場を言い表したものと考えられる。ヨーロッパでは伝統的に医師（現在でいうところの内科医、英語で physician という）と外科医（英語で surgeon といい、barber-surgeon という言葉からも推察されるように理髪師と近い身分だった）は身分的に区別されていて、医師は通常外科的行為をしなかった。ヒポクラテスの誓いの中に「膀胱結石患者に截石術をすることはせず」とあるのは、このような事情が背後にあるからである。要するに、医師たるものはパターナリズムの立場から患者に益のあることはするが、それができないときには少なくとも害を与えることはしないということを表明したものと理解できるだろう。

日本にも同じような立場を表明した有名な書物がある。貝原益軒（1630〜1714年）最晩年の著書『養生訓』（1713年）に次のように書かれている。

> 医は仁術なり。仁愛の心を本とし、人を救うを以て、志とすべし。わが身の利養を、専に志すべからず。天地のうみそだて給える人を、すくいたすけ、万民の生死をつかさどる術なれば、医を民の司命と云、きわめて大事の職分なり。人を助くる術を以て、人をそこなうべからず。他術はつたなしといえども、人の命には害なし。……不才なれば、医道に通ぜずして、天のあわれみ給う人を、おおくあやまりそこなう事、つみふかし。天道おそるべし。
> ［貝原、1961：124］（原文を現代仮名遣いに改め、ルビを省略した）

（2）無危害原則と善行原則
益軒の医学的基盤が漢方であることを考えると、以上の2つの事例は同種の

医学的背景から医の倫理を説いていると推察することができる。

しかし、医業の中に外科的要素が入ってくると事情は変わる。というのは、外科という医術は治療のために患者にまず危害を加える必要があるからだ。外科医の仕事が許されるのは、そのような危害を伴うものの外科的手術が最終的に病気を治すか、もしくは病態を改善するという利益があるからである。もしそのような利益がないのであれば、あるいは、利益がきわめて小さくて危害による損失を償えない場合、その危害は、当然、医療過誤（だけではなく無駄な医療行為でもある）といわなければならないだろう。

だとすれば、ここでは無危害原則と善行原則が対立していることがわかる。現代の医療で無危害原則の影が薄くなり、善行原則の中に含まれてしまいそうな状況にあるのは、以上のような理由にもよると思われる。現代の医療では医療行為を行う際には、何らかの侵襲を加えることが一般的である。手術はもちろん、検査や服薬においても何らかの副作用があるだろう。それでも検査や服薬や手術を受容するのは、その後にその危害に勝る利益があると考えるからである。

しかし、だからといって無危害原則の重要性が減じるとは筆者には思えない。医療過誤の問題や患者保護、あるいはWHOが提唱する患者安全（Patient Safety）の重要性を考えれば、無危害原則がいまだに非常に重要な原則であることが理解できるだろう。

（3）医療過誤と無危害原則

WHOがまとめた『有害事象の報告・学習システムのためのWHOドラフトガイドライン』の第1章序説に、「世界中の多くの国から出された疫学研究では、医療による障害や予防可能な死亡について、受け入れがたいほどの高い比率が示されています」とある。このガイドラインに大きな影響を与えたと思われる1999年に出版された米国医療の質委員会による『人は誰でも間違える』に、コロラド州とユタ州で行われた医療事故に関する調査とニューヨーク州で行われた医療事故に関する調査の結果が紹介されている。それによると、前者の調査では入院患者の2.9％が、後者では入院患者の3.7％が何らかの被害に遭

遇していて、コロラドとユタの両州ではそのうちの8.8％が、ニューヨーク州では何とそのうちの13.6％が死亡したことが判明した。この調査結果を1997年のアメリカの全国入院患者数3,360万人余りにあてはめると、コロラドとユタ両州の調査データに基づくと44,000人が、ニューヨーク州のデータに基づけば98,000人もの人が1年間に医療過誤で死んだことになる。どちらのデータが真実により近いかは別にして、いずれの数字であってもとんでもない数字といえる。医療水準のきわめて高いアメリカでの数字であるだけに受けるショックは非常に大きい。失われた尊い命だけでなく、それらの医療過誤によって発生した経費は莫大であるし、このようなデータを前にすれば、医療現場での安全対策がいかに立ち遅れているかが想像できる。報告書『人は誰でも間違える』には、「医療分野は、基本的な安全対策を重視するハイリスク産業［たとえば航空産業］にくらべて10年以上遅れている」（［　］内は引用者の付加）と書かれている。仮に先のデータの半分でも死亡者を減らす工夫ができ、1年にして数万人もの人の命が救われるのだとしたら、このことに努力を惜しむことは、無危害原則からすれば決してあってはならないことと思われる。『人は誰でも間違える』もWHOのガイドラインも、患者安全の立場から医療現場のあり方やシステムを改善するための必要性を強く主張している。この問題は、医療に関係する人々はもちろん、医療政策に関係している人々、さらには潜在的な患者としての一般の人々にも非常に大きな問題だと思われる。

(4) WHOのガイドライン

　以下にWHOのガイドラインの目的について紹介しておこう。

　　安全性を向上させるにあたり、患者と医療の専門家の双方にとって、最も不満な状況の1つに、失敗から学ぶためのシステムが明らかに欠落していることが挙げられます。多くの場合に、医療従事者や医療機関が、事故が起こったときに他の医療従事者や医療機関と情報を共有することもなければ、調査から得られた教訓を共有するわけでもありません。結果として、多くの医療現場で同じ失敗が繰り返し発生し、患者は予防可能なエラーによって被害を受け続けることになります。
　　この問題の解決法の1つは報告であり、これには、病院または医療機関において医師、看護師、あるいは他の医療従事者によってなされるものと、州、地域あるいは国

資料6-1　患者安全のためのWHOドラフトガイドライン

> 報告システムが患者安全の向上に果たす役割
>
> ● 有害事象やエラーを報告する目的
>
> 　患者安全のための報告システムの主要な目的は、過去の経験から学ぶということにあります。強調すべきことは、報告そのものには、患者安全を改善させる効果はないということです。改善を導くのは、報告に対して対策を取るという行動です。医療機関内で、重要な有害事象やいわゆる「ニアミス」事象について報告することは、背景にあるシステムの不備を明らかにする詳細な調査のきっかけとなり、再発を防ぐという目的のためにシステムを変革していくという努力につながっていきます。
>
> 　州や国レベルの報告システムにおいては、なされた報告が安全向上に役立つよう、有識者がそれらの報告を分析し、得られた教訓を広めていくことが必要となります。データを集めるだけでは、患者安全の向上のためにほとんど役に立ちません。また、有害事象発生報告の動向をモニターするだけでも、有識者による慎重なデータ分析と報告データの管理が必要です。
>
> 　重要なことは、この報告システムのために費やされた労力に報い、そのことによって個人や医療関係機関からの報告が増えるように、報告を受ける側は目に見える形で有用なフィードバックを行うことです。このフィードバックのシステムが報告を受けるシステム以上に重要です。
>
> ［世界保健機関、2011：9］

レベルの報告システムを介して、医療機関からより広い対象に対して報告するものとがあります。効果的な報告システムは、安全な医療の道標であり、病院や医療機関内における安全文化を達成するための1つの方法であると信じられています。少なくとも報告により、ハザード（危険要因）やリスク（危険性）を明らかにすることができ、またどこにシステムの欠陥があるかについて情報を提供することができます。また、報告することは、将来の患者が被害にあわないように改善する努力を定め、システムを改革させる助けとなります。　　　　　　　　　　　［世界保健機関、2011：5］

　この目的から現代医療が提示する問題の特徴と医療倫理の現代的課題の特徴の一端を伺うことができるだろう。一言でいえば、それは組織的な対応が求められているということである。このような思考方法と問題分析能力を身につけることが、まさにこれからの医療専門職には求められるのである（**資料6-1参照**）。

　以上の事例では、無危害原則と善行原則は対立することなく同じ方向を向き、調和しているといえる。患者が害を受けないことは、すなわち患者の利益

だからである。要するに、患者の安全は消極的な価値ではなく、ここではむしろ積極的な価値なのである。以下では両原則がもっと複雑に関係する事例をみることにしよう。

（５）価値判断による原則の逆転

　善行の原則については説明の必要がないだろう。それの意味するところは、ある人にとって「良い」、すなわち「利益となる」と思われることをすることである。問題なのは、良いとか利益になるとかをどのように判断するのかということである。例えば、意識がなく回復不可能な状態で様々な機器によって延命されている人（ここでは仮にAさんとする）がいるとしよう。この場合、Aさんから延命のための機器を取り外すことはAさんにとって良いこと、すなわち利益となることといえるだろうか。この問いに対する答えは、Aさんの状態をどう判断するかにかかっている。従来のように、ヒポクラテスの伝統に即して、どういう状態であれ人は生きていることが最も価値あることだと考えるのであれば、すなわちSOLこそが最高の価値と考えるのなら、延命のための機器を取り外すことはAさんにとって良いこと・利益になることとはいえないだろう。むしろそのような行為はAさんに大きな害を与える行為とみなされるだろう。

　しかし反対に、Aさんの状態は命を延ばしているのではなく、単に死を延ばしている（すなわち延死とも呼びうる状態）にすぎず、そのような状態は人間の尊厳に反すると考えるのであれば、Aさんから延命（むしろ延死）のための機器を取り外す行為は、Aさんのために良いこと、つまり利益を与えることである。逆に、いつまでもそのような機器にAさんをつないで生かし続ける（死を引き延ばす）ことこそが、Aさんにとっては害といえるだろう。第3章で述べたように、Aさんのような場合には、SOLではなくQOL、すなわち、生きていることの質こそが最も大切な価値であると考えて、いわゆる尊厳死（すなわち、自然死あるいは消極的安楽死と呼びうるもの）を肯定的に捉える人々は、まさにそのように判断しているといえるだろう。

　医療における倫理問題がややこしく、解決が難しいのは、このような事例に

みられるように、見方や価値判断が変われば、原則の適用が逆転しうるという点に要因があるといえる。

(6) 善行の原則と正義の原則

　最後に、善行の原則が正義の原則と対立する場合を考察することにしよう。ある患者にとって利益になるからといって、その患者にばかり医療サービスを優先的に提供することにはならない。このような行為は公正で平等な医療資源の配分を求める正義の原則に反すると考えられるからである。しかし、実際にはこんなに簡単に話を済ますことはできない。というのは、患者は一人一人おかれている状況が異なるからである。重篤な患者もいれば、それほどでもない患者もいるだろう。病気の種類も、年齢も家族構成も、家族関係も、仕事の内容も異なるだろう。このように一人一人の条件が違うなかで、平等で公正な医療資源の配分を実現するとは、どういうことをいうのだろうか。そもそもこのようなことは実現可能なのだろうか。これは非常に難しい問題である。

　ありうる1つの解決策は、患者それぞれに対する医療サービスを、可能な限り根拠に基づく妥当なものにするよう努力することである。いかなる医療サービスも、不当で根拠のない無駄なものではなく、その患者にとって医学的・医療的に根拠があり、必要なものであると主張できるようにしておくことだろう。医学的・医療的根拠に基づいて、必要な医療サービスを必要な分だけ、それ以上でもそれ以下でもなく、提供できる基準と方法があれば（このようなことは現時点では理想にすぎないが）、善行の原則は正義の原則とある程度折り合いをつけることができるかもしれない。現代の医療においてEBM（evidence-based medicine＝根拠に基づいた医療）という考え方が強調され、喧伝されているのは、このような事情に基づくともいえる。いずれにしても現状から判断すると、このような傾向は今後ますます強くなっていくことだろう。適切で、医学的・医療的根拠に基づく、言い換えると無駄のない医療の実現は、医療専門職にとっては大変な努力を強いるものかもしれないが。

● **自律尊重の原則**（Respect for Autonomy）

　ビーチャムとチルドレスの本では、自律尊重の原則は4原則の中で最初に取り扱われている。この原則は、1970年代以降、旧来のヒポクラテス的伝統に則った、無危害原則と善行原則を中核とした医療専門職と患者との相互関係のあり方から、患者の自己決定に基づくそれへと医療行為の基準的価値が変化するときに、この変化を強力に後押しした原則である。

（1）自律とは何か

　自律（自立ではなく）とは「自ら律すること」で、「律する」とは、『新潮日本語漢字辞典』（2007年）によれば、「一定の規範によって統制して管理する。また、ある基準によって判断して処理する」ことである。要するに、自律とは、ある基準によって自ら判断し、統制あるいは処理することである。したがって、この原則が患者の自己決定権の根拠となっているのは当然のことといえるだろう。そもそも自律という倫理的原則は、カントの『啓蒙とは何か』（1784年）という論文からもうかがえるように、近代以降の社会において非常に重視されてきた。カントによれば、人間の本来の成人状態とは、他人の指導がなくても、自らの悟性を使用し、自ら考えることのできる状態のことであって、これこそが人間性の根源的本分なのだ。以下では、この原則が現代医療において医療専門職と患者との関係にどのような変化をもたらしたかについてみていくことにしよう。

（2）自律尊重による患者と医療専門職との関係

　自律尊重とは、医療を行う場合には患者の自律を尊重するようにという倫理的要請である。現在の医療で強調されている患者の自己決定権の根拠はここにあるといえる。従来のような、医師が患者に良いと思われることを患者になり代わって決定するというパターナリズム（paternalism）に基づく医師・患者関係は、患者の自己決定という考え方によってどう変わったのか。まず医師（医療専門職）の役割が根本的に変化したのは間違いないだろう。パターナリズムに基づく医療では、医師は保護者のような役割だったが、患者の自己決定に基

づく医療では助言者、すなわちコンサルタントの役割を引き受けざるをえない。というのは、検査や処置は、患者の自己決定に基づいてのみ行われうるからである。医師はまず、患者が適切に自らの状態を判断し、納得のいく形で治療について選択もしくは同意できるように「適切で十分な情報」を提示する必要がある。言い換えれば、医師からすれば「情報を提示したうえで患者から同意を得る」ことが、患者からすれば「情報を与えられたうえで同意を与える」という行為がまずなければならない。この後者の「情報を与えられたうえでの同意」がまさしくインフォームド・コンセント（informed consent：IC）と呼ばれるものである。ICは現代の医療ではもはや必須のものとなっており、救急などの特殊な場合を除き、これなしに医療行為は成り立たないといわれるほどである。

　しかし、医療においてICに法的根拠が与えられるには相当の時間を要した。アメリカで最初に手術への同意要件が法的に求められたのは、1914年のシュレンドルフ事件とされている。判決要旨は以下のようだった。

> 医師の行為は単なる過失ではなく、侵害である。「患者が無意識で、同意を得る前に手術を施すことが必要な緊急の場合」を除いては、「健全な精神を有する成人は、自己の身体に何が行われるかを決定する権利を有する。そして患者の同意なく手術を行った医師は、暴行を犯したのであり、その損害に対して責任がある」。
> 　　　　　　　　　　　　　　　　　［生命倫理と法編集委員会編、2008：281］

　次に、同意に必要な情報提供を義務づけたのは、シュレンドルフ事件から約40年余り後のサルゴ事件である。この事件においてカリフォルニア最高裁判所は、「医師は、提案した治療法に対する患者の知的な同意の基礎を形成するのに必要な何らかの事実を述べなかった場合に、患者に対する義務に違反し、責任を負う」とし、「患者を説得してその同意を得るために、処置または手術について知られている危険について控えめに述べることをしてはならない」との判決を下したのである。日本では、同意のない医療処置を違法行為とした判決が1930年に長崎地方裁判所佐世保支部で出されている。また説明義務に関しては、1971年（これ以前にも同様の判決が地方裁判所でなされていたが）に最高裁判所

が、医師には「手術の内容及びこれに伴う危険性を患者又はその法定代理人に対して説明する義務がある」との判断を示した。しかし、以上のように医療におけるICの法的位置は確定したとしても、それによってただちに医療現場でICが適切に行われるわけではない。というのは、ICの具体的な成立要件が定まっていなければ、どのようにICを得ればよいのかわからないからである。実はこの問題はいまだに難しいものなのである。なぜ難しいのかについて、以下にみていくことにしよう。

(3) インフォームド・コンセント

　現在、ICの成立要件として4つの要件が挙げられている。その要件とは、①患者に同意能力があること、②患者へ十分な説明がなされること、③患者がその説明を理解すること、④患者が自発的に同意すること、である。特に問題なのが①の「同意能力」と②の「十分な説明」である。

　「同意能力」とは、「なされた説明を理解でき（理解力）、そのうえで医療を受けるか否かを自分の価値観に照らして理性的に判断できる能力（判断力）」と説明することができる。問題は、同意能力があるかどうかを一律に言い切ることのできない、未成年者、アルツハイマー病の患者や高齢で認知症のある場合、病気や薬物の影響で意識がはっきりしない場合などの対処をどうするかである。これらの場合には、誰が、どのように同意能力があるかどうかを決めるかが大きな問題となる。

　「十分な説明」に関しては、説明が十分かどうかを誰がどう判定するかが非常に厄介な問題となる。医療者が十分だと判断する説明なのか、それとも患者が十分だと考える説明なのか、それとも、標準的な（これもまた曖昧な表現だが）判断能力をもった成人なら十分と判断すると思われる説明なのかが大きな問題となるからである。生命倫理と医療法において多大な貢献をしてきたジョージ・アナスは、その著書『患者の権利』（原著出版2004年）で、ICに含まれるべき情報として以下のように述べている。

　・医師が提案する治療あるいは処置に関する説明

・医師が提案する処置に関する危険と利益、特に、死亡や重大な身体障害の危険に対する説明
・他の治療や処置を含む代替法の説明と、それらの代替法の危険や利益の説明
・治療を行わない場合の想定される結果
・成功する確率、医師が何をもって成功としているか
・回復の過程において想定される主要な問題と、患者が普通の活動を行えるようになるまでの期間
・他の有資格医師が同じ状況において患者に通常提供している、上記以外の情報

[アナス、2007：160-161]

　そして、こうした情報は「患者が理解できる言語で」提示されなければならないとしている。日本でも2001年に、乳がん手術と乳房温存療法の説明義務違反の判決において、最高裁判所は「医師は、患者の疾患の治療のために手術を実施するにあたっては、診療契約に基づき、特別の事情のない限り、患者に対し、当該疾患の診断（病名と病状）、実施予定の手術の内容、手術に付随する危険性、他に選択可能な治療法があれば、その内容と利害得失、予後などについて説明すべき義務があると解される」としている。このような情報を提供したうえで患者の自発的な選択を待つという、パターナリズムに基づく医療とはまったく異なる診療の姿がここにはある。

　SOLとパターナリズムが結びついた診療はある意味で非常に単純でやりやすく、そのぶん効率のいいものだった。患者の自己決定とQOLとIC（ここでは単にinformed consentだけを意味するのではなく、informed choiceも含まれる）とが結びついた診療は、正直にいって非常に面倒くさいものになっている。患者は自らの責任として、自ら決定しなければならないし、医療専門職は患者が納得するまで説明し、同意または選択するのを待たなければならないのである。このようなことがどの程度まで医療の現場で実現可能かどうかは別として、医療のあり方において自律尊重の原則が中心であるべきだとするならば、以上のことは避けて通ることができない。そうであるならば、医療のあり方そのもの（そしてその結果として制度や仕組みも）が変わらなければならないだろうし、当然、医療専門職の教育内容も変えられる必要があるだろう。それが「患者中心の医療」という言葉に込められているメッセージではないかと筆者は考えている。

ところで、自律尊重の原則も万能ではありえない。善行原則や次に述べる正義の原則とぶつかることがあるからだ。例えば、患者は自らの状態に絶望して治療を拒否している。一方、医師（あるいは医療専門職たち）は治療にまだ望みがあると判断しているときには、難しい問題が生じるだろう。また、患者の自律が重要だとしても、その権限と範囲は無限ではありえない。1人の患者に彼あるいは彼女の望むすべての処置がなされることなどできないからだ。というのも、正義の原則によれば、すべての患者に平等に公正に医療資源は配分されなければならないからだ。ただし、このような問題には今後の課題としてまだまだ研究されるべき事柄がたくさん残されていることも承知しておく必要があるだろう。

●正義の原則（Justice）

正義の原則はかなり抽象的な原則である。無危害原則や善行原則、あるいは自律尊重の原則は、それ自体に何か具体的な内容が含まれているようにみえ、なんとなくわかった気持ちにさせるものをもっているが、正義の原則にはそのようなものがみえないからだ。私たちは何かを正しいとか正しくないと言うが、その何かは正義そのものではないように感じていないだろうか。ある時は正しいと思えたことが別の時には正しいと思えないということは、珍しいことではない。ということは、今正しいと思われているもの「そのもの」が、実は別の文脈、別の機会には正しくないと思われることがあるということだろう。そうだとすれば、「そのもの」はもともと正義とは別のものだったということになるだろう。

（1）正義の「形式的原則」と「実質的原則」

さて、ビーチャムとチルドレスは正義の原則を2種類に分け、1つを「正義の形式的原則」、もう一方を「正義の実質的原則」としている。正義の形式的原則というのは、古代ギリシャのアリストテレスにまで遡ることができ、「等しいものは等しく取り扱われ、等しくないものは等しくないように取り扱われなくてはならない」と言い表されている。正義の実質的原則はニード（必要）

の原則と呼ばれ、「社会的資源は、医療をも含めて、ニードに応じて配分されるべきだ」と表現される。ある人（person）が何かを必要としているということは、それがないとその人は何かしら不利益を被る、あるいは少なくとも不利益となるような影響を被るだろうということを意味する。ここでいわれているニードとは、基本的なニードに限られる。例えば、栄養不良や身体的な障害や欠くことのできない情報が隠されることによって、人が害を被るような場合である。そのような基本的なニードの中でも医療（health care）は特別な財（善）といえるだろう。そうだとすれば、正義の原則からすれば、少なくとも民主主義社会においては、そのような財（善）、すなわち医療を受ける権利は、すべての人に保障されるべきものとなるだろう。

（２）医療資源の配分の問題

　生命倫理学において正義の原則と密接に関係している問題として医療資源の配分がある。臓器移植においてドナーの数がレシピエントの数に比べ圧倒的に少ないことは、第３章で述べた。ドナーの臓器をいかに配分するかは、確かに待機しているレシピエントにとっては死活問題であるが、現在の医療資源の配分問題はもっと規模が大きい。それは、現代の医療がもたらす善（財）のすべてと医療サービスのすべてを、私たちは買うことができない状態にあるからだ。つまり、ヘルス・ケアの規模があまりにも大きくなっていて、私たちの予算（いわゆる医療費）では現在そのすべてを買うことができない状態にあるということだ。

　ということは、見方を換えれば、医療が提供しうるサービスの量よりも私たちが拠出できる金額が小さいのだから、私たちは可能な医療サービスの中から私たちにとって最も利益となるサービスを選び取るよう強いられているということになる。このときいったい私たちは何を選び取り、また何を捨てるかをどうやって決めるのかという非常に厄介な問題に直面する。医療サービスの中身は、福祉サービスと同様、きわめて多様だ。最先端医療に含まれるものもあれば、プライマリー・ケアに含まれるものもある。しかも、私たちの住む世界は医療だけで成り立っているわけではない。教育も福祉も治安も外交も公共事業

も欠かせない。そういったものにもお金は必要だ。

　こういったいわばマクロ的なレベルからして、私たちは医療にどれだけのお金をつぎ込めるのかという問題をまずは解決しなければならないのである。そしてそのうえでさらに、私たちは医療につぎ込まれる当のお金が医療のどの分野にどれだけ配分されるかも決めなければならないのだ。例えば、プライマリー・ケアや予防医療やリハビリ医療に重点をおくのか、あるいは救急医療や高度医療に重点をおくのかで、私たちの享受する医療の性質はずいぶんと変わってくる。正義の原則から考えれば、理想はすべての人が等しく最高の医療サービスのすべてにアクセスできることだ。しかしそれができない現実のなかで、しかもニーズが多様化するなかで、私たちはどういう基準で・どういう方法で医療資源を配分することが最も社会にとって、また私たち一人一人にとって満足できるものなのかを考えなければならない。トニー・ホープはその著書『医療倫理』の中で次のように書いている。

　　人間の生命の値段はいくらだろうか。この問いはやっかいだが、逆説的なことに、この問いを避けることで生命が失われる状況が存在する。希少な医療資源の分配の問題はまさにその1つである。
　　あらゆる状況であらゆる患者に最善の治療を提供するのに十分な資金がある保健医療制度は、世界のどこにも存在しない。医療に比較的大きな額を使っている国でさえそうである。よりすぐれた治療法がつねに開発されている。英国では、平均すると毎月ほぼ3つの新薬が認可を受けている。そのほとんどが、既存の治療法に比べて何らかの利益をもたらすものであり、中には人々の寿命を延ばすものもある。これらの新薬の多くは高価である。さらなる利益のためにさらなる費用を払う価値があるのはどのような場合か。[略]
　　最善の治療がつねに提供できるわけではないとすると、選択がなされねばならない。限られた医療資源をどのように分配するかという一般的な問いは、医療倫理学におけるもっとも重要な問いの1つである。その答え方次第で、何千人もの人の生命の質と量が影響を受けるのである。　　　　　　　　　　［ホープ、2007：34-36］

（3）正義の原則 VS 善行・自律尊重の原則

　ヘルス・ケアのすべてのサービスを公的な医療保険でカバーできなければ、当然、その医療保険に何を入れ、何を外すかという大問題が生じる。ヘルス・

ケアへのアクセスにおいて平等・公正を原則とする民主主義社会では、この問題は非常に厄介なものになってしまうのである。というのは、何を医療保険から外したとしても、そのことに人々を納得させる正当で十分な理由がない限り、ヘルス・ケアへのアクセス権における平等感や公平感が大きく損なわれる可能性があるからだ。しかも、医療保険から外されて、いわばオプション対象となった医療サービスの利用可能性は、結局のところ、人々の購買力に左右されることになり、健康や命という絶対的ともいえる価値が、お金の有る無しによって失われるかもしれないという不安を人々に抱かせてしまいかねないのである。このような不安は人々の不平等感や不公平感に大きく影響するだろう。ホープが述べているように、治療法には余命を延長するのに貢献するものもあれば、寿命にはほとんど影響しないけれども、QOLを改善するものもある。こういった種々様々な点を考慮に入れながら、それぞれの治療法もしくは医療処置をどのような基準で評価するかは、これからの医療政策や医療方針にとって避けて通れないが、非常に重く困難な課題の1つである。

　治療法や処置の評価基準として現在 QALY（quality-adjusted life years）が考案されている。これは QOL がどの程度のものかを勘案したうえで「余命を基準として治療方針や医療資源の配分を決定しようとする」ものである。「たとえば、人工透析が必要な末期腎不全患者の一年が完全に健康な人生の半分の価値しかないと考えられる場合」、この患者の1年は0.5QALYと評価される（［赤林、2005：296-298］を参考）。

　以上から、正義の原則が、善行の原則や自律尊重の原則と容易に対立しうることが理解される。正義の原則に基づく医療政策や治療方針によって、患者の権利や善行の範囲が今以上に制限されかねないからである。しかし、このような問題は、生命倫理学にこれまでとは異なる課題を突きつけることになるだろう。そしてまた、当然のことだが、医療政策はもちろん医療サービスの提供のあり方にも大きく影響するだろう。実際に、「無駄な」治療や医療行為の排除、証拠に基づく医療、治療法の基準化（あるいは標準化）、合理的な医療等、すでに私たちはいろいろな面でその影響をみることができる。

3 患者の権利

(1)「患者の権利章典」(1973年公表、アメリカ病院協会理事会)

　ジョージ・アナスはその著書『患者の権利』の中で、「あるものに対する権利とは、そのあるものに対する強制的要求である」(強調は原著者)[Annas, 2004：5]と述べている。稲葉一人はよりはっきりと「権利とは、一定の利益を請求し、主張し、享受することができる法律上正当に認められた力をいう。相手方に対して作為あるいは不作為を求めることができる資格(title)であり、相手方はこれに対応する義務を負う」(同)[稲葉、2005：95]と述べている。要するに誰かにあることに対する権利があるということは、その誰かがその権利を請求すれば、その請求に対して誰かが応える義務があると解される。こういう意味での患者の権利が正式に認められたのは、そう古い話ではない。1972年に、アメリカ病院協会理事会で「患者の権利章典(A Patient's Bill of Rights)に関する宣言」が採択され、翌年、「患者の権利章典に関するアメリカ病院協会声明」として発表されたのが最初だといわれている(これに先立ち1972年、ボストンにあるベス・イスラエル病院が「患者としてのあなたの権利」を定めていた)。

　その権利章典は、すべて「患者は」で始まる12項目からなっている。それらを要約すると、①「思いやりがあり礼儀正しいケアを受ける権利」、②「自らの診断や処置や予後に関する最新の完全な情報を自分の医師から、患者が理解すると普通に期待されうる言葉で得る権利」、③「インフォームド・コンセントを与えるに必要な情報を、いかなる手術や(あるいは)いかなる処置の開始に先立って、自分の医師から受ける権利」、④「法律によって許容される範囲において処置を拒否し、自分の行為の医学的な帰結について情報を与えられる権利」、⑤「自分自身の医療方針に関しての自らのプライバシーにあらゆる配慮をしてもらう権利」、⑥「自らのケアに関するすべてのコミュニケーションと記録が守秘義務(confidential)として扱われるのは当然であると期待する権利」、⑦「病院はその能力の範囲内で、患者のサービスに対する要求に納得のいく対応をしなければならないと期待する権利」、⑧「自分のケアに関するかぎりにおいて彼の病院と他の医療機関や教育機関との関係についてのいかなる

情報をも得る権利」、⑨「病院が自分のケアあるいは処置に影響する人体実験に参加する、あるいは行うことを企図する場合、[そのことを]知らされる権利」、そしてまた「そのような研究プロジェクトに参加することを拒否する権利」、⑩「ケアの筋の通った継続性を期待する権利」、⑪「自らの費用について、その支払元がどこかにかかわらず、説明を受け、吟味する権利」、⑫「病院のどのような規則や制限が、患者としての彼の行為に適用されるのかを知る権利」、となる。

　アナスによれば、それまでは患者の権利が話題になることはなく、「人々を助けるために最善を尽くすという医療提供者の善意をあてにしていた」が、1970年代初めにそのような時代は終わり、患者は自分たちの医師や病院の適性・能力、利用できる処置の選択肢とそれらのリスク・利益について関心を向ける必要が出てきたという。アメリカ病院協会の患者の権利章典は、そのような時期に出された、アメリカの全国的な組織による最初のドキュメントだったのである。その意味で、その権利章典は画期的なものだったといえる。

　12項目のすべてが、現在の日本の病院において実践されているかと問われたら、皆さんはどう答えるだろう。真の意味での患者中心の医療を実現するには、12項目のすべてが必要であるように思われる。アナスは同僚のジェイ・ヘイリーとともに1974年に独自の患者の権利章典を公表しており、それはいまだに（過去30年間における法的発展を受け入れる変更を施してはいるものの）「現存する患者の権利の最も完全な声明」だと述べている。それは細部においてより平等的で、より詳細な規定を付け加えているものの、基本線において病院協会の患者の権利章典とあまり違いはないようにみえる。とはいえ、この病院協会の権利章典の声明により、ヘルス・ケアの重心が患者中心の方向へ大きく傾くきっかけになったことは間違いないだろう。

　しかし、なぜこのような権利を確定し宣言する必要があるのだろうか。砂原茂一は『臨床医学研究序説』の中で、「わが国にも無料で入院させる代わりに研究材料となることを承諾させたいわゆる学用患者なるものが、かつては大学病院に存在したが、人権についての十分な配慮が払われていたかどうかは極めて疑わしく、"学用患者"と題した患者からの抗議の書物が公にされたことも

ある」と述べている。そして、このような学用患者は今日ではほとんど存在しないと考えられるとしながらも、「正当な IC の手続きなどを踏むことなしに、なしくずし的な学用患者扱いが今日なお行われていないという保証はきわめて乏しいように思われる」［砂原、1988：9］とある。この本が出版されたのは1988年で、このようなことは現在ではまったく行われていないと信じたいが、どうだろうか。

（2）病院という空間

　そもそも人は病気になったとき、不安になる。つらい状態であったり、原因不明であればなおさらだ。この時点で病気の人は弱者、すなわち弱い立場にあるといえる。家族も同様だろう。病院に入院する場合はどうだろうか。健康なときの日常とはまったく異なる世界がそこにはある。親しい人やなじんだ環境から引き離され、日常とは異質の環境に戸惑いながら、病院の衣服に着替えさせられ、検査や処置だけでなく、食事や行動さえも病院のルールに合わせるよう強いられる。大病院ともなれば、どのスタッフがどのような役割を担い、自分がどのような体制で扱われているのかさえ、にわかにはわからないものだ。個室でもない限りプライバシーはないも同然で、個室ですらプライバシーは大幅に制限されてしまうのが現実だ。

　現代の病院では、働くスタッフの種類も数も半端ではない。しかもスタッフなりの秩序とルールに基づいて仕事をこなしている。つまり、そこでは個人としての患者はワン・オブ・ゼムでしかないといえる。病院では患者は、個人としての医療専門職ではなく、病院あるいはチームという組織・グループと対峙することになるのだ。このような環境と雰囲気のなかで、それでもなお個人としての権利を主張できる人がどれだけ存在するだろうか。

　組織やグループは、通常、その組織やグループ特有の論理によって動いている。そうでなければ、効率的かつ機能的な仕事ができないからである。そうするとややもすれば彼らは自らのサービスのあり方を「患者からの視点ではなく、自分たちの視点から」みることになるだろう。要するに病院のスタッフは「組織の一員として」個人としての患者に対峙することになる。このような環

境と条件下で、患者の人格への配慮を医療専門職個人の良心や善意に委ねるには無理があるだろう。双方にとって、すなわち個人としての患者にとっても、個人としてのスタッフにとっても、最低限の患者の権利を公的に決めておくことは、患者にとっては人としての最低限の尊厳と人間性を保つために、スタッフにとっては「医療」専門職として、ひとりの人間としての患者に対する最低限の、これまたひとりの人間としての配慮と義務を忘れないために、大切なことだと筆者は考える。

（3）「リスボン宣言」

　最後に国際的な患者の権利を謳った「リスボン宣言（the Declaration of Lisbon）」の内容をみよう。リスボン宣言は、1981年に第34回世界医師会において採択された患者の権利一般についての国際的な声明である。1973年のアメリカ病院協会によって公表された患者の権利章典は、これによって国際的な認知を得て、国際的な運動へと展開される道を開いた。まず前文を紹介しておこう。

　　医師たちと彼らの患者とそれよりも広い社会との関係は、最近、重大な変化を被りました。医師は常に彼あるいは彼女の良心に従って、そしてまた常に患者の最善の利益のために行為すべきなのですが、一方で、患者に自律と正義を保証するためにそれと同等の努力もなされなければなりません。以下の宣言は、医療の専門職団体が公式に認め、推進している患者の主要な権利のいくつかを示すものです。医師及び医療の提供に携わる他の人々あるいは団体には、これらの権利を承認し、支持する共同責任があります。法律、統治機関の活動あるいは他のいかなる行政府もしくは組織であれ、［それらが］患者からこれらの権利を否定する場合には、常に、医師はそれらの権利を確保するための、あるいは回復するための適切な手段を追求すべきなのです。
　　人の被験者を含む生物医学的研究（非治療的生物医学的研究も含む）という状況においては、被験者には通常の治療的状況においてどの患者もが持つと同様の権利と配慮とを求める権利が認められています。　　　　　　　［Post, 2004：2639］

　本文において原則は11項目に整理され、各項目の下に小項目がある。
　第1項目は「良質の医学的ケアを受ける権利」の表題の下、6つの小項目から構成されている。その中で目新しいのは、d.の「質の保証は（quality assurance）常に医療の一部であるべきです」とe.の「潜在的な患者の間で、供給に

限りのある特殊な処置をめぐって選択がなされなければならない環境では、そのような患者のすべてに、その処置に対する公平な選択手続きがなされる権利が与えられなければならない。その選択は、医学的基準に基づいて、差別なくなされなければならない」の2つである。

第2項目は「選択の自由の権利」の下に2つの小項目から成り立っている。その中のb.では、いわゆるセカンド・オピニオンの権利が述べられている。

第3項目は「自己決定の権利」の下に3つの小項目がある。

第4項目は「無意識の患者」の表題の下、3つの小項目があり、無意識の患者に対する対応の仕方について述べられている。

第5項目は「法的に無能力 (legally incompetent) の患者」の表題で、3つの小項目があり、未成年者あるいは法的に無能力な患者に対する対処の仕方が述べられている。この項目で重要なのは、法的に無能力な患者が合理的な決定ができる場合には、その決定は尊重されるべきで、また、その患者が法的に権限を与えられている代理者に情報の開示を禁じる権利を有していると主張されていることである。

第6項目は「患者の意志に反する外科的処置 (procedures)」、第7項目は「情報に対する権利」の下に5つの小項目がある。第8項目は、「守秘義務に対する権利」の表題の下に3つの小項目があり、第9項目は「健康教育に対する権利」、第10項目は「尊厳に対する権利」の表題の下に、3つの小項目から構成されている。第11項目は「宗教的援助に対する権利」である。

(4) 患者の権利を守るための視点

本節では、代表的な患者の権利に関する宣言についてみてきたが、皆さんはその内容を見てどう感じただろうか。患者の権利の問題を考えるにあたって大切なことは2点あるように思われる。1つは、どれだけのことを書けば十分なのかという分量の問題。もう1つは、本節の最初にみたように、権利は権利として承認されれば、当然のことながらそのことによって誰かに、この場合には医療サービスの提供側にそれを遵守する義務が生じるということだ。これら2つの問題は、実は密接に関係している。権利の内容を詳細に、しかも大量に列

挙すれば、それを履行する側から、サービスを提供するにあたっての柔軟性を奪ってしまうだけでなく、プロフェッショナルとしての誇りや自律性をも奪いかねないからである。こうなると専門職としての働き甲斐や仕事に対する魅力が大きく失われかねないだろう。大きな不満のあるところに、良き仕事や良き考えが生まれるとは思われない。

　以上のことを考慮に入れれば、リスボン宣言の前文にあるように、十分納得のいく（もちろん患者の側も、医療サービス提供側も）患者の権利を確定するためには、医療専門職側の自発性を最大限生かしながら、同時に患者の自律性と人間性が最大限守られるように、そしてさらに、医療サービスにおける患者間の公平性が担保されるような内容が、しかも簡潔な表現によるものが求められることがわかるだろう。これにはサービスを受ける側と提供する側の対話が欠かせない。そしてその時の双方の視点は、相手側のおかれている事情を十分よく理解したうえで、医療の現場が双方にとってより良いもの、より居心地が良くなるにはどうすればいいかを考えるものでなければならない。そもそも、権利は請求しても履行されなければまったく意味がないからである。

4　研究の倫理

●動物実験における3R

　研究の倫理には大きく分けて3つある。1つは人を被験者とする研究を対象とするもので、2つ目は動物を使用する研究を対象とするもの、そして3つ目が研究の中身そのもの、つまり研究対象そのものを対象とするものだ。例えば、人のクローンを作成することや胚あるいは胎芽を実験材料として使用することなどの是非をめぐる倫理的問題などが挙げられるだろう。

　2つ目の動物を使用する実験に対しても、現在では様々な制限が設けられている。よく知られているものとしては、ウィリアム・ラッセルとレオナルド・バーチが1959年に発表した著書『人道的な実験技術の原理』で唱えた動物実験における3R ──①使用動物の削減（reduction）、②動物実験に代わる方法の開発（replacement）、③苦痛を軽減させるための手法の洗練（refinement）──の

主張がある（3Rは非人道性の除去をめざしている。Replacementは意識ある生きている高等動物に代えて、生命のない材料に置き換えることを意味する。Reductionは一定の量と正確さをもった情報を得るために用いる動物の数を減らすことを意味する。Refinementはなおも用いなければならない動物へ適用する非人道的主義の発生と過酷さを少しでも減少させることを意味する。［ラッセルとバーチ、2012：74］）。

このような主張の背後には、動物の生体解剖に対する反対運動や動物愛護運動や動物の権利を擁護しようとする運動がある。日本でも実験動物の処遇をめぐっては、近年関連の法律（『動物愛護及び管理に関する法律』最終改正2006年）が整備され、それに伴ったガイドライン（『実験動物の飼養及び保管並びに苦痛の軽減に関する基準』2006年施行）も告示されている。この『基準』では、その基本的な考え方において、動物の利用は生命科学の進展、医療技術等の開発等のために必要不可欠であると認めつつ、動物が命あるものであることに配慮し、適切な飼養と利用に努めるよう要請している。

最初に述べた、人を被験者とする研究における倫理的問題が人々の大きな関心の的になったのは、1966年に、医学雑誌で最も権威があるとされている『ニュー・イングランド・ジャーナル・オブ・メディスン』誌上に掲載されたヘンリー・ビーチャーの1本の論文とされている。その内容は実にショッキングなものだった。例えば、ビーチャーが「非倫理的な研究あるいは倫理的に疑わしい研究」として挙げる22の事例の中には、次のようなものがあった。

【事例17】　がんに対する免疫性の研究の一部として、生きたがん細胞が22人の被験者に注入されました。最近の調査によれば、その被験者たち（入院している患者たち）は、「ただ自分たちが『いくつかの細胞』を受けることになるだろうとのみ知らされていました。」（略）「……がんという言葉は完全に省略されていました。」

【事例18】　娘から、彼女の、情報を与えられたうえで自ら申し出た彼女の母親にメラノーマが移植されました。「がんの免疫性に関してもう少し良い理解を得たいと思って、そしてまた、腫瘍の抗体の生産が、がん患者の治療に役立つかもしれないと期待して」。娘は母親に腫瘍を移植した次の日に亡くなったのだから、表明された希望は、実践的なものというよりは理論的なものだったように思われる。そして、娘の病状は、母親が自ら進んでレシピエントになると申し出た時点で、『末期』と記述されていたのである。最初の移植は、母親に移植された後24日目に広範囲に切除された。母親は移植後451日目に転移性メラノーマで亡くなった。

(以上の事例はビーチャーによって「疾病の理解を改善するための研究」に分類されている)。

【事例19】　気管支鏡検査の間、気管支を通して心臓の左心房に特別の針が挿入されました。心臓病のある人と正常な心臓をもった人の両者を含む不特定の数の被験者にこのようなことがなされました。この技術は新しい方法であって、その危険性は当初はまったく不明でした。正常な心臓をもった被験者たちは、彼らのありうる利益のためではなく、患者一般の利益のために利用されたのです
(この事例は、「疾病の技術的研究」に分類されている)。[Beecher, 1966：1358-1359]

　ビーチャーが挙げている事例はいずれも、今からすると酷いものばかりである。それらの事例の多くが有力な施設の一流の研究者たちによって行われたことも、大きな衝撃だ。ビーチャーは、人における実験に対する倫理的研究法で、特に重要な構成要素としてICと「真に責任感ある研究者 (a truly *responsible* investigator)」(傍点は引用者) の2つを挙げ、人を使った実験におけるより信頼できるセーフガードは後者だとしている。しかしそれは本当だろうか。
　砂原によれば、英国の医師モーリス・ヘンリー・パップワースは、1967年に出版した『人間モルモット (Human Guinea Pig)』において、英米の医学雑誌の論文を調査して、数多くの、「医師あるいは医学研究者による反倫理的な人間実験〔引用者注：人体実験に同じ〕例を収集・告発」している。その中には、「ロンドンのある病院で医師が腹部大動脈撮影の技術の習練のために、8人の胃潰瘍患者をX線室につれ込んで、胃の検査と見せかけて動脈撮影を行い、うち3人が死亡した例や水頭症を持った精神遅滞児12人 (生後0～9か月) に放射性物質を静注し、頭蓋から腰に至る3か所から脊髄液を全く研究目的で採取した例」などが報告されていると述べ、さらに砂原は「このようなことはことさら発掘されたケースではなく、社会的問題となって注目されたもの、あるいは裁判沙汰になったものは、アメリカだけに限定しても、……それこそ枚挙にいとまがない」[砂原、1988：137-138] と続けている。

●ユダヤ人慢性疾患病院事件

　上記のような事件の中の1つであるニューヨークのユダヤ人慢性疾患病院事件は、高齢で、衰弱した患者の皮膚下にがん細胞を注射して、その免疫学的結

果を研究するという目的を持った人体実験だった。これを計画したのは、有名なスローン・ケッタリングがん研究所の医師だった。また病院の医療部長（medical director）もその計画に賛同していた。ニューヨーク州の医師の懲罰委員会は被験者のICを取っていなかったとして、彼らの行為を詐欺的で人を欺くものと判決し、彼らの医師免許を1年間の停止にした。

　この研究は、政府の公的な医学研究の拠点機関であるNIH（National Institutes of Health）から資金提供を受けていた。1964年にNIH内部に作られた「人体実験における諸問題を調査する」リブングストーン（Robert Livingston）委員会は、この事件を契機として、次のような「注目すべき結論」を出した。「患者が実験活動に巻き込まれているという状況では、研究者の判断は、そのような関係性においては、倫理的かつ道徳的な一連の諸問題に関して結論に到達するための基礎としては十分なものではない」と。アルバート・ジョンセンによれば、この結論が注目すべきなのは、「その結論が、研究者の良心は実験の倫理の十分な裁判官であるという基本原則、一世紀の間、研究倫理が確固として基礎としてきた基本原則を拒絶する」ものだからである［Jonsen, 1998：143］。

● タスキーギ事件

　ここでもう1つ触れておかなければならない事件がある。それはタスキーギ（Tuskegee：アメリカのアラバマ州東部の都市の名前）事件だ。この事件は1972年7月26日付ニューヨークタイムズで暴露された。それには「40年間、合衆国の公衆衛生局は、梅毒に罹った人が、彼らはモルモットとして奉仕するよう仕向けられたのだが、この疾患の治療もなく死んでいく研究を行っていた。……この研究は、この疾患が人体に何をもたらすかを剖検から決定するために行われたものである」と記されていた。この研究の被験者は、約600人の貧しく無教育の黒人たちだった。彼らには、病院までの無料の送迎と温かい昼食、梅毒以外のすべての疾患の無料の医療、そして剖検後の無料の埋葬が約束されていた。600人のうち400人は梅毒と診断されていたが、この事実を告げられることもなく、治療もされなかった。それだけではなく、彼らが研究の被験者である

ことも、そしてまたその病気の治療が提供されうることも知らされていなかった。梅毒でなかった他の200人は対照群とされていた。そしてどちらの人々も、彼らが「悪い血（bad blood）」をもっているから、定期的な医学検査を受けなければならないと言われていたのである。その検査には脊髄穿刺も含まれていた［Jonsen, 1988：146-147］。

この事件のドキュメントを書いたジェームズ・ジョーンズはその著書『悪い血』（1993年）で次のように述べている。

> タスキーギ研究は治療と何の関係もなかった。新しいいかなる薬も試されなかったし、また古い治療法の効果を確立するためのいかなる努力もなされなかった。それは非治療的実験で、梅毒の自然発生的な進行の黒人男性に与える影響についてのデータ収集を目的としていたのです。ひとたびこの疾患の若干の基礎的事実が分かれば、被験者たちの生命に対するリスクの重大さがより一層明瞭になるのです。
> ［Jones, 1993：2］

ここまでくれば、人を対象とする実験において医師の良心ほどあてにならないものはないと思えるだろう。ビーチャーのいうように、そのセーフガードとして真に責任感のある研究者の存在は重要ではあるが、被験者保護の点からすれば、それだけでは十分ではないといわざるをえない。そしてこのようなことは第三帝国下のナチスの医師たちの残虐な人体実験からみても明白である。

●ナチスの医師による人体実験

第2次世界大戦後の1947年、連合国側による戦争裁判の一環として、ナチスドイツの医師たち（医師20人と医療行政官3人の計23人）が、「医学の名において行われた殺人と拷問とその他の残虐行為」により告訴された。その中には、被験者たちが死ぬまで酸素を奪われた高度研究、人々が死ぬまでゆっくりと冷凍されたもの、1,000人以上もの人がマラリアに感染させられ、種々の実験薬で処置されたもの（この疾患で多くの人が死に、また多くの人が薬の合併症で亡くなった）、ワクチン開発のためと称して、人々を膿病、チフス、コレラ、天然痘、ジフテリアに感染させたもの、ヨウ素中毒の症状が出るまで無作為的にある人々には塩分を含まない水を飲ませ、ある人々には塩分を含む水を飲ませた研

究、最も効果のある不妊法を決定するために、男や女たちを様々なやり方で不妊にしたものが含まれていた。

中でも最も悪名高いものに、特に双子の遺伝研究に興味をもっていたヨーゼフ・メンゲレの事例がある。彼は収容所から双子の子どもたちを集め、彼らの身体的特徴を測定し、交差輸血や生殖器その他の臓器を移植し、人工的なシャム双生児を作りさえしたのだ。また彼は双子コレクションを使って比較研究を行い、双子の1人を感染させ、剖検のために両方を殺すということまでしている。このような「科学的研究を装ってなされた犯罪」に対して、1947年8月19日に判決が下された。被告のうち7人が絞首刑に、9人が長期間の禁錮刑に処せられた［Jonsen, 1998：133-135］。

● ニュールンベルク綱領

実は、アメリカ対カール・ブラント（Karl Brandt）、その他のこの裁判（いわゆるドクターズ・トライアルと呼ばれるもの）におけるニュールンベルク軍事法廷の判決の最後に列挙されていたのが、「人体実験の普遍的な自然法の基準」を定式化しようとした10箇条からなる「ニュールンベルク綱領」である。この綱領はナチスの医師たちの非道な人体実験の反省に立ったものだが、それはまた、アナスとグローディンがいうように、「人体実験の遂行に関わる将来のすべての倫理的、法的問題のための一般的な方針を設定した」［Annas, 1992：6］ものだともいいうる。

その主旨は、人を対象とする医学実験の許容範囲を確定し、人体実験が正当化されるための基本原則を定めることだった。

第1箇条は特に有名で、被験者に関しては、「被験者の自発的同意は絶対的本質的なものである」となっている。その意味するところは、①被験者が同意を与えうる法的能力を有していなければならないこと、②自由な選択がなされうる状況になければならないこと、③実験の内容を十分に理解することによって分別ある決定ができなければならないこと、④同意を決定する前に、被験者には実験の性質、期間、目的、さらにその手段や方法、予想されるすべての不都合や危険、実験に参加することからくるかもしれない被験者の健康あるいは

人格に与える影響が知らされていなければならないこと、そして実験を遂行する側に関しては、⑤被験者の同意の質を確認する義務と責任は、実験を提案し、指導し、あるいは携わるすべての個人にあること、そして⑥個人としての義務と責任は、罰せられることなく、他者に移譲されることはあってはならない、ということである。

　第2箇条は、実験は社会の善にとって実りある成果を生み出すもので、他の方法や手段では手にすることのできない、本性的にでたらめで不必要なものであってはならない、となっている。

　第3箇条では、実験は動物実験の結果に、また、その疾患の自然死の知識に基づいて計画されていなければならない、とされている。

　第4箇条では、実験はあらゆる不必要な身体的、精神的苦しみや障害を避けるよう遂行されるべきである、と述べられ、第5箇条では、死もしくは人を身体障害にするような障害が起こると信じうる理由が実験に先立って存在する場合は、いかなる実験も遂行されてはならない、とされている。

　第6箇条は、取られるべきリスクの程度が、実験によって解決されるべき問題の人道的重要性によって決定される程度を超えてはならないことを述べ、第7箇条は、適切な準備を行い、それがわずかなものと思えても、障害や不能の可能性や死を被験者から守る十分な設備を備えておくべきことを、第8箇条は、実験は科学的に資格のある人によってのみ行われ、実験のあらゆる段階を通して、最高のスキルとケアが求められることを、第9箇条は、実験の継続が被験者にとって不可能だと思われる身体的もしくは精神的状態に達したときは、実験の過程において実験を終了させる自由が被験者にはあること、そして最後の第10箇条では、実験において責任を負う科学者には、実験の継続が被験者にとって障害、不能あるいは死を結果するらしいと信じるに足る相当の理由をもつ場合には、実験のいかなる段階においてもそれを終了する心づもりをしておかなければならないことが述べられている。

　以上の中に研究倫理に必要なほとんどすべての基本原則が語られているといってもいいだろう。この綱領の狙いを端的に表現すれば、それは「被験者保護」と「研究者の被験者に対する義務と責任」を明確にすることとなるだろ

う。後の研究倫理において大きな修正を必要としたのは、第1箇条である。被験者の必須条件に被験者の同意能力を絶対的としている点だ。これでは同意能力のない患者は永遠に被験者になれないのではないかという問題が出てくるからである。この問題を適切に処理するためには、人体実験の中身を「純粋に非治療的な実験」と「治療的実験」に分けることが必要だとされている。時代の進行とともに詰めなければならない部分はあるものの、ニュールンベルク綱領が研究倫理、すなわち、人体実験における人権の議論の原点であることは揺るがないといえるだろう。

●ヘルシンキ宣言

　ナチスの医師たちによって行われた人体実験の惨事は世界中の医学に大きな衝撃を与えた。第2次世界大戦後すぐに創設された世界医師会（World Medical Association）は、1948年の第2回総会（ジュネーブで開催）で、現代の諸条件に合わなくなっていたヒポクラテスの誓いに代わりうる新しい医師の倫理綱領となる「ジュネーブ宣言」を採択した。1954年には「研究と実験に携わる人のための原則（Principles for Those in Study and Experimentation）」を可決し、1964年にはヘルシンキにおいてこの原則を改良・拡大した「ヘルシンキ宣言（Declaration of Helsinki）」を採択した。この宣言は、ニュールンベルク綱領の基礎的原則を踏襲しながら、「本質的に患者の治療を目的とする臨床研究」と「純粋に科学的で、その研究に参加する被験者にとって治療価値を持たない臨床研究」を根本的に異なるものとして分けて、それぞれに相応しい原則を設定した。さらに、前者の臨床研究では、同意能力のない被験者の場合の法定後見人による同意を認めたこと、後者の臨床研究に際しては、原則として同意は書面によって得るよう求め、研究者は被験者個々の人としての完全性を擁護する権利を尊重する義務をつけ加えた。

　その後、この宣言は時代の変化とともに改良と拡充が行われ、今では、「被験者を含む医学研究における医師（physicians）および他の関与者（participants）へのガイダンスを提供するための倫理原則の声明」（2000年の改訂版の序文の第1項）として、人を対象とする生物医学的研究におけるすべての研究者、すべて

の関係者の守るべき最も基本的な倫理規範と目されている。

　先に挙げたビーチャーの論文はこのような文脈の中で理解される必要があるだろう。実はナチスドイツでも1931年に策定された人体実験に関するガイドラインがすでに存在していたのだ。宣言といい、ガイドラインといい、綱領といってもそれらに法的拘束力がなければ、あるいはそれらを守らせる仕組みがなければ、所詮は絵に描いた餅にすぎないということが、ナチスドイツの医師やビーチャーの論文で指摘された研究者たちによる倫理的逸脱行為から理解できる。1970年代からアメリカを中心にそのような数々の試みがなされていくことになる。特筆すべきは、タスキーギ事件を受けて1974年に制定された「国家研究法（National Research Act）」である。この法律によって、連邦政府から助成金を受けている機関での人を対象とする研究では施設内審査委員会（institutional review board：IRB）の審査が義務づけられた。研究倫理の著書を書いた田代志門は、この法の制定とそれに続く全米委員会（1975〜78年）（詳しくは、生物医学的、行動科学的研究の人の被験者保護のための国家委員会）の一連の報告書を、「今日の研究規制システムを考える上で、1つの大きなメルクマール」としている［田代、2011：89］。一連の報告書の中でも「生命倫理学の発展に大きなインパクト」与えたのが、1979年に発表されたベルモント・レポート（The Belmont Report）である。

●ベルモント・レポート

　このレポートは、1971年に当時の保健教育福祉省DHEW（現在の保健福祉省DHHS）の後援のもとで、あらゆるプログラムに適用できる人体実験のための最初の連邦のガイドラインが法律化されたことを受けて、既存のガイドラインが基づいている理論的原則を確認し、明確に表現することを目的として作成された。全体は、A、B、Cの3つのセクションに分けられ、Aでは治療（practice）と研究（research）の違いを明確にし、Bでは「人格尊重」「善行」「正義」という3つの原則を柱に、それぞれの原則が人の被験者を含む研究においてどのような意味をもつかについて簡潔かつ明晰にまとめている。Cではそれらの原則の応用編として、①インフォームド・コンセントの3つの要素（情報、理

解、自発性)の重要性を詳述し、②リスクとベネフィットの評価では、提案されている研究に関する体系的で包括的な情報収集が、研究者、審査委員会、被験者にとってどういう意味で重要かを述べたうえで、リスクとベネフィットの定義的意味や体系的評価の必要条件をまとめている。さらに③では、被験者の選択の公平性について、主に正義の原則を基に論述している。

　ヘルシンキ宣言との一番の違いは、ヘルシンキ宣言があくまでも研究を行うものの立場から書かれているのに対して、このレポートは、生命倫理学の専門家たちができる限り客観的な、すなわち第三者的立場から、しかし、あくまでも被験者の立場に立って被験者の保護を目的とし、上述の3つの原則に則って、人を被験者とする研究における基本原則を論じている点だろう。

　連邦規則（federal regulations）は、被験者を含む研究のための助成金を連邦から受けているすべての研究機関に、研究の被験者の保護を律する諸原則の声明を採用するよう求めている。そして実際、そのような機関のほとんどすべてが現在、ベルモント原則を公式に支持している［Post, 2004：2822-2827］。

5　医療専門職の倫理

●プロフェッションの本質的特徴

　医療専門職の倫理について説明するには、まずプロフェッション（profession）について語る必要がある。プロフェッションというのは、医師会や弁護士会や薬剤師会といった職能団体のことである。プロフェッショナルという言葉は、このプロフェッションという言葉に由来している。ジェフェリー・ミラーソンはプロフェッションの本質的特徴として、次の6つを挙げている。①プロフェッションは理論的知識に基づくスキルを伴うこと、②そのスキルには訓練と教育が必要とされること、③プロフェッショナルは試験に通ることによって相応しい能力（competence）を証明しなければならないこと、④「その職能としての」十全性（integrity）は行動規範に忠実であることによって維持されること、⑤サービス［仕事あるいは務め］は公共の善のためであること、⑥プロフェッションは組織化されていること［Millerson, 1964：4］。

①と②は、その団体のメンバーはハイレベルの研究、教育、訓練に由来する広く認められている学問体系における特別な知識とスキルを所有していることを、③は知識であれ、実地であれ、そのことを資格と免許によって示す必要があることを、⑤はそれらの知識とスキルを他の人々の利益のために行使する準備ができており、⑥はその団体はメンバー全員の質を社会に対して保証する責務を負っていることを、そして最後に④は、その団体はスキルと知識を他者の利益のために倫理的基準に忠実に実践することを意味していると解釈できるだろう。医療専門職とはそういう団体のことなのである［Kelly, 2012：2］。そのためにそのような団体はすべて、自分たち自身の倫理規定（あるいは規約）を定めている。では、このような医療専門職は、現代の医療のなかでどのような役割を担うよう要請されているのだろうか。

●医療専門職に要請されるもの

まず確認しておくべきことは、どのような立派な医療制度をもっていても、また、どのように優れた医療技術や薬剤をもっていても、それらが一般の人々や患者に最善の利益を提供しうるかどうかは、医療従事者あるいは医療専門職の力量に依存するということである。医療専門職の第１の倫理的原則は、時代に即した、時代に遅れない知識とスキルを擁していることでなければならないだろう。そのためには生涯にわたる継続的な努力が必要である。ただし、そのような努力がなしうる環境整備も当然必要なことはいうまでもない。

次に問題となるのが、医療専門職にはそのような知識とスキルを実際の医療の現場でどのように実践するよう求められているかということである。というのは、医療を実践するに際しては、現在、様々な条件が存在するからだ。まず、医学的・技術的データや情報、これらは「証拠に基づく医療」にとって、すなわちインフォームド・コンセントに基づく医療にとって欠かせない。次に、各種の法令、その中にはそれぞれの職能に特有のもの（例えば、薬剤師法や医師法など）だけでなく、憲法や医療法、あるいは臓器移植法などが含まれるし、また各種のガイドラインやルールに関する理解も必要だろう。医療制度や医療の仕組みについての知識や患者の権利についての理解も欠かせない。権利

項目の暗記ではなく、その中身の拠って立つ理屈の理解も必要だ。医療専門職はこういった条件をクリアしたうえで、各自の医療実践を「患者中心の医療」、すなわち、患者の自己決定を満足させ、しかも SOL ではなく QOL をより重視せよという要請のなかで行わなければならない。患者中心の医療の背後には自律尊重や人格尊重といった倫理原則が控えていることはいうまでもないだろう。善行原則や無危害原則も最大限尊重しなければならないし、正義の原則も無視することはできない。

　以上のような条件を目にすれば、本当にこれらの条件を個人としてクリアできるのか不安にならないだろうか。生涯にわたる継続的教育と研修のことを考えてみても、個人の力ではいかんともしがたいものが多々あることがわかる。今、日本の医療専門職に求められている最も重要なものは、組織的対応ではないだろうか。薬剤師なら薬剤師としてどのような水準で、何をすべきなのかを、またそうするためにはどのような教育と訓練が必要かといった課題を職能団体全体で考え、解決する必要があるように思われる。このような団体による強力なバックアップがなければ、これからの医療においては個人としての医療専門職はその職務を十全的に果たすことは難しいのではないだろうか。欧米は日本と異なりプロフェッションの力が非常に強く、自らのメンバーに対する教育や資格付与による質の保証、あるいはまた継続的研修や各種の情報提供、さらには倫理規定の整備など、単なる利益団体としてではなく、職能団体として取り組んでいる。常に自分たちの職能による医療実践が、個々の患者だけではなく、社会全体の利益ともなるようにとの視点から活動しているのである。

　日本においてもこれからの医療では、医療専門職は、単なる個人としてではなく、まさに医療専門職として、つまり職能団体を代表する一員として医療行為を遂行するのだという自覚と誇りが必要だろう。またそのように常時感じうる連帯感と責任感を持ちうるような仕組みと関係が必要である。そうでなければ、現代医療のきわめて複雑で多様な価値観にあって、常に時代に即した、かつ個々の患者だけでなく国民をも納得させるような医療実践はできないと思われる。このように考えると、各専門職能団体の倫理規定がいかに重要な意味をもつかが理解されるはずだ。

●ファーマシーとは

　この章を終えるにあたって、『ファーマシー』という本を書いたウィリアム・ケリーのいくつかの言葉を紹介しておくことにする。彼はその本を「ファーマシーとは何か」という章から始めている。この問いに彼は、「ファーマシーとは、場所、プロフェッション、そしてときにビジネスである」と答えている。場所とは、薬剤師が仕事をする薬局や病院の薬剤部のような場所のことだ。本来、薬剤師の活躍できる分野は非常に広いものである。しかし、その場所が実際にどこまで広がるかは職能団体と職能団体のメンバー個々の努力と活動の質によるだろう。プロフェッションとは、すでにみたように職能団体を意味するが、その可能性はそれだけにとどまらない。それには学問体系に基礎づけられた特別な知識やスキルも含まれるからだ。

　そして最後に「ときに」ビジネスと述べられている。薬剤師の仕事はビジネスではあるが、ファーマシーにとってその重要度は最後に位置するということを、この表現は強調している。しかも「ときに」となっている。これは薬剤師としての成功の尺度についての彼の見解に基づいている。彼によれば、「プロフェッションにおける成功は、人々のニーズへのサービスに基づいているものである。このサービスに対してプロフェッショナルは通常報酬（fee）を受け取るのである。しかしながら、真のプロフェッショナルにとっての報酬（reward）は、クライエントにサービスを提供するところにある。……薬剤師の医療実践の焦点は、患者と患者のニーズにあるべきなのだ。金銭的な報酬なしに患者に助言することは、その初めからファーマシー活動（pharmacy practice）の一部をなしていたのである」[Kelly, 2012：1-3]。もちろん自由主義経済のなかで仕事を継続するには、仕事を維持するだけの利益は必要だと彼も認めてはいるが、要するに彼は、重要なのは自らの仕事の使命を決して忘れてはいけないといいたいのであろう。

　ケリーはプロフェッションの一般的に認められている特徴の１つ（他の２つはすでに触れたように、研究と訓練、そして成功の尺度である）に、連帯（association）の重要性を挙げている。

プロフェッションとして、各メンバーは他のメンバーと、そしてまた他のプロフェッションのメンバーと密接に仕事をする。密接な連帯にとってのメカニズムの1つは、プロフェッションのメンバーにより構成される、国際的な、全国的な、州の、地域の各団体である。メンバーはお互いにネットワークでつながり、プロフェッションの基準を発展させ、あるいは改善するために働き、自らのスキルを改善するために、あるいは新しい方法を学ぶために教育的セッションに参加する。
　薬剤師たちは、地域、州、国、国際レベルでの多くのプロフェッショナルの組織を持っている。躊躇なく寛大に相互に情報を共有することは、ファーマシー・プロフェッションの強みの1つである。　　　　　　　　　　　　　　　　　　［Kelly, 2012：3］

　情報共有の重要性は、医療過誤の問題と患者安全の課題を考えるとき、さらに大きくなる。個人としての優れた医療専門職は優れた職能団体からしか生まれない。個々のプロフェッショナルの質の保証は、国ではなく、まず職能団体が負うべきではないだろうか。
　最後にファーマシーの役割についてのケリーの見解を引用しておこう。「ファーマシーの役割は、ドラッグの使用過程を監督し、それを安全なものにし、そして効果的なものにすることにある。またそれが存在するのは、患者が彼らの薬物治療を最もうまく利用できるよう援助するためである」［Kelly, 2012：16］。この文章に、プロフェッショナルとしてのスキルと知識を、患者の自律を妨げることなく、十分に活用するヒントが隠されている。

☞ 設　問

1) 生命倫理の4原則とは何か。各原則の内容とその医療における重要性は何か。
2) 患者安全のためにプロフェッションに求められることは何か。
3) 研究倫理が必要となった理由は何か。

【参考文献・資料】

赤林朗編（2005）『入門・医療倫理Ｉ』勁草書房
アナス，ジョージ：谷田憲俊監訳（2007）『患者の権利―患者本位で安全な医療の実現のために』明石書店（原著2004年）
稲葉一人（2005）「法の基礎」赤林朗編『入門・医療倫理』勁草書房
貝原益軒（1961）『養生訓・和俗童子訓』岩波書店（原文1714年）

香川知晶（2000）『生命倫理の成立』勁草書房
カント：篠田英雄訳（1974）『啓蒙とは何か　他4篇』岩波書店（原文1784年）
コーン，コリガンほか編，米国医療の質委員会著：医学ジャーナリスト協会訳（2000）『人は誰でも間違える—より安全な医療システムを目指して』日本評論社（原著1999年）
酒井明夫・中里巧ほか編（2010）『新版増補　生命倫理事典』太陽出版
『新潮日本語漢字辞典』（2007）新潮社
生命倫理と法編集委員会編（2003）『資料集　生命倫理と法』太陽出版（新版［ダイジェスト版］は2008年）
砂原茂一（1988）『臨床医学研究序説』医学書院
世界保健機関（2011）『有害事象の報告・学習システムのための WHO ドラフトガイドライン』へるす出版（原著2005年）
田代志門（2011）『研究倫理とは何か』勁草書房
ヒポクラテス：小川政恭訳（1963）『古い医術について　他8篇』岩波書店
ベルナール，クロード：三浦岱栄訳（1970）『実験医学序説』岩波書店（原著1865年）
ホープ，トニー：児玉聡・赤林朗訳（2007）『医療倫理』岩波書店（原著2004年）
松島哲久・盛永審一郎編（2010）『薬学生のための医療倫理』丸善
松家次朗（2006）「薬剤師と倫理」大久保一徳・山本健次ほか編著『社会薬学入門』法律文化社
ラッセル，W. とバーチ，R.：笠井憲雪訳（2012）『人道的な実験技術の原理』アドスリー（原著1959年）
Annas, G. (2004) *The Rights of Patients, Third Edition*, New York University Press.
Annas, G. and Grodin, M. (1992) *The Nazi Doctors and the Nuremberg Code*, Oxford University Press.
Beauchamp, Tom L. and Childress, James F. (2009) *Principles of Biomedical Ethics*, 6th ed., Oxford University Press.
Beecher, Henry K. (1966) "Ethics and Clinical Research", *New Eng. J. Med.* 274: 1354-60.
Hope, T. (2004) *Medical Ethics: A Very Short Introduction*, Oxford University Press.
Jones, James H. (1993) *Bad Blood: The Tuskegee Syphilis Experiment*, New and Expanded Edition, Free Press.
Jonsen, Albert R. (1998) *The Birth of Bioethics*, Oxford University Press.
Kelly, William N. (2012) *Pharmacy: What It Is and How It Works*, 3rd ed, CRC Press.
Millerson, G. (1964) *The Qualifying Associations*, Routledge and Kegan Paul.
Post, Stephen G. ed. (2004) *Encyclopedia of Bioethics*, 3rd ed. Volume 5. Macmillan Reference USA.
Rothman, David J. (1991) *Strangers at the Bedside*, BasicBooks.

第7章
薬剤師と現代社会

学習目標 日本における国民医療費にはどのようなものが含まれるか理解する。
薬剤経済学について理解する。
医療環境の変化と医療法について理解する。
医療保険制度について理解する。
薬剤疫学研究の重要性について理解する。
過去に発生した薬害について理解する。

キーワード 医療環境の変化、少子高齢社会、高齢者医療制度、薬剤疫学、医薬品の使用実態調査、薬害

1 国民医療費と医療経済

●国民医療費

　国民医療費は日本全体における医療費の規模を示すもので、1954年以降毎年推計が行われている。経済の規模との比較で、国民医療費の国民所得に対する割合がよく使われる。これは国民経済の中で医療費がどれくらい使われているか、あるいは国民経済が医療費をどれだけ負担しているかを示しており、この割合は1955年度の3.42％以降、一貫して上昇傾向を示している。1998年度は8％を超え、1999年度には8.43％、2000年度は介護保険制度が施行されたことから、前年度より少し下がり8.11％となったが、2011年度には11.13％となっている（図表7-1）。

●国民医療費の範囲

　国民医療費には、いったいどのようなものが含まれているのか。日本では、国民医療費というのは、当該年度内の医療機関などにおける傷病の治療に要する費用を推計したものをいい、診療報酬額・調剤報酬額・入院時食事療養費・老人保健施設における施設療養費・老人訪問看護療養費・訪問看護療養費のほかに、健康保険などで支給される移送費なども含んでいる。さらに患者負担分

図表 7-1　国民医療費の年次推移

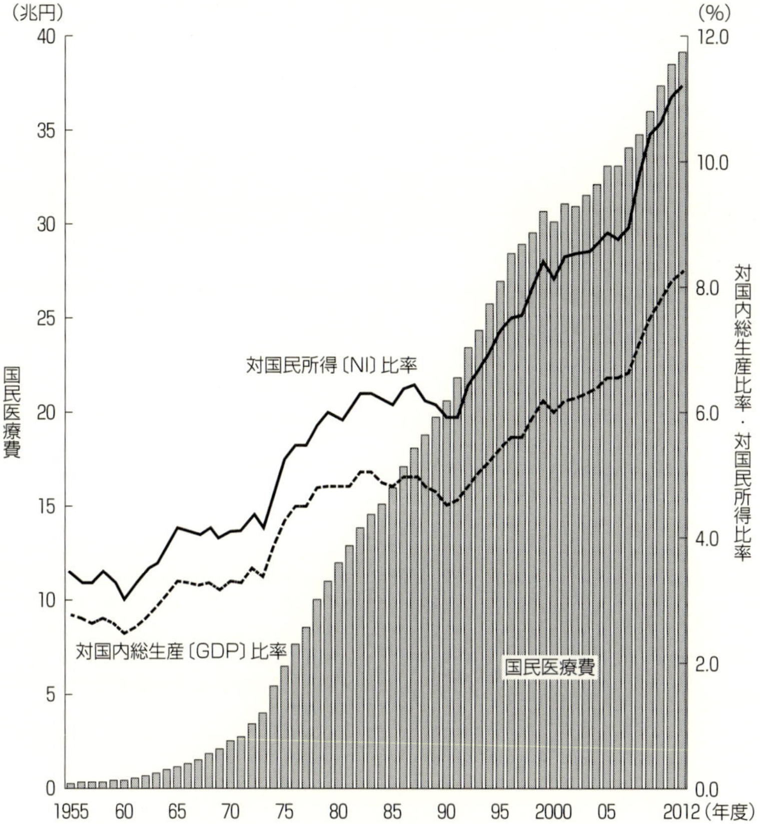

（出所）　厚生労働省「平成24年度　国民医療費の概況」

も含まれている（図表 7-2）。

　しかし、医療費の範囲を傷病の治療費に限っているため、①正常な妊娠や分娩などに要する費用、②健康の維持・増進を目的とした健康診断・予防接種などの費用、③固定した身体障害のために必要とする義眼や義肢などの費用、④老人保健施設における食事、おむつ代などの利用料、⑤患者が負担する入院時室料差額分、歯科差額分などの費用などは含まれていない。

図表 7-2　国民医療費の範囲

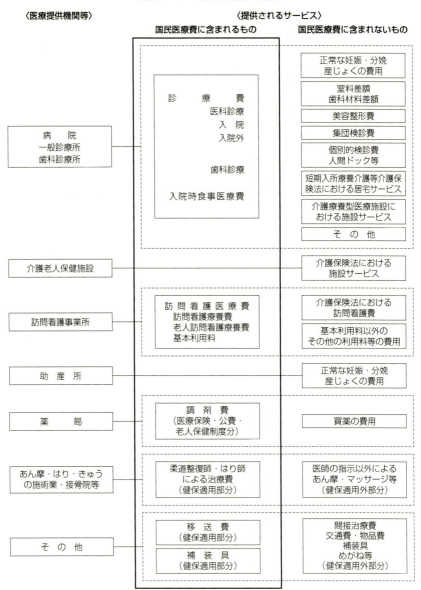

(出所)　厚生労働省統計情報部「国民医療費の概況」

●国民医療費の動向と構造

医療の世界では、人口の高齢化、疾病構造の変化、医学、医療技術の進歩などにより、①患者の大病院への集中、②高額医療機器の競争導入、③長期入院患者への対応が不十分（高齢者の社会的入院）などの問題が医療費の増大に影響を及ぼしている。

また、日本は諸外国に比べて特に高齢化の進展が速く、急速に少子・高齢社会を迎えており、疾病の質も変化してきている。このような変化を受けて、国民医療費は1954年度2,152億円、1955年度2,388億円だった推計額は増加の一途をたどっている。特に国民皆保険達成後の1961年度以降の増加の程度は著しく、1965年度には1兆円を超え、1978年度には10兆円を超えた。その後、毎年1兆円ずつ増え、2011年度は38兆5,850億円にのぼり、前年度の37兆4,202億円に比べ1兆1648億円、3.1％の増加になっている。国民医療費の推移のグラフ（**図表7-1**）をみると、2000年度は前年度より少し下がっている。これは介護保険制度の施行に伴い、従来国民医療費に含まれていた高齢者のケアにかかる費用が介護保険に移行したことによる。

国民1人当たりの医療費も1954年度には2,400円であったが、1965年度には1万円台、1980年度には10万円台を示し、2011年度には301,900円となっており、前年度の292,200円に比べ3.3％増になっている。

2011年度の国民医療費を年齢別構成割合でみると、70歳以上の医療費が18兆1,747億円で全体の46.4％を占めている。65歳以上でみると22兆4,860億円で全体の医療費の半分以上（56.3％）を占めている。

次に、これらの医療費（一般診療分）を健常者も含めた、年代別の1人当たりの医療費（2011年度）でみると15～44歳が約11万円、45～64歳が約28万円であるのに対して、65歳以上は約72万円、70歳以上では約80万円、75歳以上の医療費は約89万円を要している。老人の場合、一般的に若年層に比べ有病率が高く、慢性疾患が多いなど治療に要する期間も長引く傾向にある。このため、その医療費は若年層より高くなっており、医療費全体を押し上げる要因のひとつになっている。

また、疾病構造も大きく変化してきている。環境衛生の改善や医療技術の進

歩などにより、結核などの感染症が減少する一方で、がんや生活習慣病などの慢性疾患が増加してきており、医療費増大の重要な要素になっている。医科診療の医療費を主傷病による傷病分類別（2012年度）にみると「循環器系疾患」が20.5％で、一番多い。次いで「新生物」13.5％、「呼吸器系疾患」7.6％、「筋骨格系および結合組織の疾患」7.6％、「腎尿路生殖器系」7.1％となっている。性別でみると、男性では「循環器系疾患」21.5％、「新生物」15.0％、「呼吸器系疾患」8.3％、女性では「循環器系疾患」19.5％、「新生物」12.0％、「筋骨格および結合組織の疾患」9.8％が上位。

国民医療費の推移（図表7-1）をみると、国民医療費の「伸び率」が1997年度から98年度にかけて、若干低下しているのは1997年の患者一部負担の引き上げ等による影響、また2002年度の低下は、診療報酬・薬価などの改定の影響によると考えられる。

2012年度の医療費を診療種類別にみると、医科診療医療費は72.1％を占めている。そのうち入院医療費が37.3％、入院外医療費が34.8％になっている。また歯科診療医療費は6.9％、薬局調剤医療費は17.2％、入院時食事医療費は2.1％となっている。2010年度と比べると、医科診療費は2.2％増、薬局調剤医療費は7.9％増となっている。

国民医療費は誰・どこが、どのくらい負担しているのだろうか。2012年度の国民医療費総額39兆2,117億円の制度別の内訳をみると、医療保険等から約47.4％、後期高齢者医療給付分から約32.2％、公費負担医療から約7.4％が給付されている。医療保険等による給付分（18兆5826億円）の内訳では、国民健康保険が24.3％、被用者保険（協会けんぽ共済組合等）が22.3％となっている。

財源別では、保険料、公費（税金）、患者負担に区分されそれぞれ約48.8％、38.6％、11.9％の割合で負担している。

● **総医療費の国際比較**

各国の国民医療費の範囲は国ごとでかなり異なり、これを同一の次元で正確に比較検討することは困難である。例えば、寝たきり老人のケアを、病院への入院などの医療を中心に対応しているか、福祉的施設を中心に対応しているか

図表7-3 総医療費の国際比較（2011年）

国　名	総医療費の対GDP比(%)	順位	1人当たり医療費(ドル)	順位	国　名	総医療費の対GDP比(%)	順位	1人当たり医療費(ドル)	順位
アメリカ合衆国	17.7	1	8,508	1	フィンランド	9	19	3,374	16
オランダ	11.9	2	5,099	4	アイスランド	9	19	3,305	17
フランス	11.6	3	4,118	10	オーストラリア	8.9	21	3,800	13※
ドイツ	11.3	4	4,495	7	アイルランド	8.9	21	3,700	14
カナダ	11.2	5	4,522	6	スロベニア	8.9	21	2,421	23
スイス	11	6	5,643	3	スロバキア	7.9	24	1,915	28
デンマーク	10.9	7	4,448	8	ハンガリー	7.9	24	1,689	29
オーストリア	10.8	8	4,546	5	イスラエル	7.7	26	2,239	25
ベルギー	10.5	9	4,061	11	チェコ	7.5	27	1,966	27
ニュージーランド	10.3	10	3,182	19	チリ	7.5	27	1,568	30
ポルトガル	10.2	11	2,619	22	韓国	7.4	29	2,199	26
日本	9.6	12	3,213	18※	ポーランド	6.9	30	1,452	31
スウェーデン	9.5	13	3,925	12	ルクセンブルク	6.6	31	4,246	9
イギリス	9.4	14	3,406	15	メキシコ	6.2	32	977	33※
ノルウェー	9.3	15	5,669	2	トルコ	6.1	33	906	34※
スペイン	9.3	15	3,072	20	エストニア	5.9	34	1,303	32
イタリア	9.2	17	3,012	21					
ギリシャ	9.1	18	2,361	24	OECD平均	9.3		3,322	

注）1　上記各項目の順位は、OECD加盟国間におけるもの
　　2　※の数値は2010年のデータ（ただし、トルコは2008年のデータ）
（出所）「OECD HEALTH DATA 2013」

によっても異なる。また、医療施設建設費や公衆衛生費、調査研究費などがどのように医療費に反映されているか、あるいはまったく反映されていないかによっても異なる。**図表7-3**は、2011年度のOECD（Organization for Economic Cooperation and Development：経済協力開発機構）の統計による国別の総医療費で、国ごとの統計方法の相違をOECDがある程度補正したものである。ただし、総医療費は国民医療費よりも広い概念となっており、国民医療費には含ま

れない非処方薬、公衆衛生費、施設管理運営費、研究開発費なども含んでいる。

同表をみると、1人当たりの医療費は、アメリカが1位、ノルウェー、スイスと続き、日本は18位となっている。また、総医療費の国内総生産に占める割合（総医療費の対GDP比）では、アメリカ17.7％、オランダ11.9％、フランス11.6％、ドイツ11.3％、カナダ11.2％となっているのに対し、日本は9.6％で、OECD加盟国34か国中12位である。

これらの統計のデータをどのように考えるかは、国によって事情が違うので、一概に論じることはできない。総医療費の対GDP比についても、その国の経済規模に対する医療費の相対的な大きさを示しているにすぎない。また1人当たりの医療費にしても、その使われ方が国によって違うので、多いから良い、少ないから良くないという単純な問題ではないと考える。このような国際間の比較は、「最良の医療」を「最小のコスト」で提供するには、どのようにすればよいかを考える資料になると思われる。

●薬剤経済学 (Pharmacoeconomics)

高齢化の進展や疾病構造の変化に伴う慢性疾患患者の増加などによる医療費の高騰が大きな社会問題となってきている。限りある医療資源を有効に使うためには、医療従事者は「最良の医療」を「最小のコスト」で提供することが求める。この「最良の医療」かつ「最小のコスト」という相矛盾した課題を同時に達成するには、「費用対効果」のよい医療技術を特定して、患者に提供することが求められる。すなわち薬剤経済学とは価値に見合った価格を考えるために、医薬品や医療機器の価値と関連する費用との両方を相対的に評価することといえる。

薬物療法を対象とした場合、「質」と「価格」によって薬剤が選ばれる時代となってきている。このような社会の要求に応じるためには、薬剤師も医薬品の費用と効果を適切な対照治療法と比較研究する、すなわち「薬剤経済学」の知識が必要になってくる。薬剤経済学の知識に基づいて分析を行い、薬物療法を評価することで、迷っている意思決定者への判断材料の提供を行うことがで

きる。例えば、新薬の採用をした方がよいのかどうかという場合やあるいは治療法がいくつかある場合など、どの治療法を選ぶのが一番よいのかなど、意思決定者が判断に迷う場合、判断材料の提供をすることが出来る。意思決定者というのは「医療機関の責任者」であったり、また「医療提供者」や「患者」の場合もある。

【薬剤経済学的分析法】

薬剤経済学の分析手法には、効果（outcome）を何で捉えるかで4つの分析法がある（図表7-4）。

a）費用－最小化分析（CMA：cost-minimization analysis）

効果に差がないこと、あるいは差があっても取るに足らないことが実証されている場合に使われる分析法で、費用のみを比較する。経済学的視点からは、最も安いものが推奨される。

治療効果が同等である複数の薬物治療法の中で、発生する費用を比較する方法で、先発医薬品と後発医薬品の比較などに用いられる。

b）費用－効果分析（CEA：cost-effectiveness analysis）

効果を臨床効果で表す場合、治療によって得るアウトカムを評価し、複数の薬物治療法の費用と効果の両方を比較検討する分析方法。この分析法では費用が安く、なおかつ効果が高ければ「優位（dominant）な選択肢」となる。

治療によって得るアウトカムには、検査値の改善度や罹患率・死亡率・生存

図表7-4　薬剤経済学の手法

分析手法	費用	効果（outcome）	効果尺度の例
費用最小化分析	貨幣単位	複数診療行為の効果（健康結果）に差がない場合に費用を比較	
費用－効果分析	貨幣単位	当該治療の効果を適切に反映する尺度	血圧の低下値、血圧の正常化率、生存年の延長
費用－効用分析	貨幣単位	全ての治療法に共通する尺度	質調整生存年（QALY）の獲得
費用－便益分析	貨幣単位	効果を金銭価値に換算	貨幣単位

（出所）［ローネ，2000］

率、合併症の発生率、緊急入院の発生率といった客観的評価ができるものを用いる。

c）費用−便益分析（CBA：cost-benefit analysis）

健康結果をすべて金銭価値に置き換えて、費用との関係を評価する方法である。この方法では投資した費用よりも大きな経済的便益が得られれば、その医療行為は経済的といえる。

健康結果を金銭価値に換算するには、いくつかの方法がある。例えば、痛み・障害といった患者の経験する健康状態を金銭価値に置き換えるために「その障害・痛みを避けることができるならば、最大いくらまで支払う意思がありますか？」というような質問を、患者や一般人に対してアンケートをとる「支払意思法（Willingness-to-pay）」と呼ばれる方法がある。

第2の方法として、痛み・障害といった健康状態の低下や早期死亡の金銭価値を、その結果として仕事の能率が落ちたり休業したりすることにより生じる逸失所得として算出する「人的資本法」（human capital approach）も用いられる。

第3の方法としては、生命や健康にとってリスクのある職業（例えばパイロット）に従事する人の報酬を参考に、生命や障害の価値付けを行う「賃金—リスク法」（wage-risk approach）もある。

d）費用−効用分析（CUA：cost-utility analysis）

図表7-5　質調整生存年（QALY）の概念

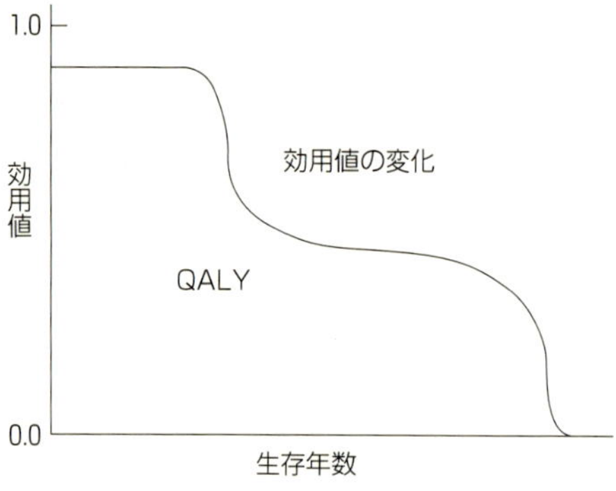

（縦軸：効用値　0.0〜1.0、横軸：生存年数、曲線内：QALY、効用値の変化）

（出所）［ローネ，2000］

費用−効果分析の効果指標として「質調整生存年」（quality adjusted life year：QALY）という単位を用いたものをさすことが一般的である。これは「完全に健康な状態のスコアを1とすると、半身不随の状態のスコアは0.5となる」といったように、各健康状態におけるQOLを「効用値」としてスコア化し、これと生存年数を掛け合わせる

ことにより、QOLと生存年の両方を総合評価した単位である。例えば、半身不随（効用値＝0.5）で10年間生存した場合には、0.5×10＝5質調整生存年となる。

　一般に健康状態は時間にともない変化する。ある時点から死亡時点までの健康状態の推移を効用値として測定し、時間で積分したもの、すなわち曲線下の面積がQALYの大きさとなる（図表7-5）。

2 医療保障制度

　日本の医療保障制度は、健康保険法に定められた医療保険制度を中心として、さらに高齢者の疾病予防・健康相談・機能訓練などを目的とした老人保健制度や、社会福祉などに基づいた公費により負担される公費負担医療制度に分類される。

　急速な少子高齢化の進展、人口・世帯構造や疾病構造の変化、医療技術の高度化や国民の医療ニーズの変化など、医療を取り巻く環境変化への対応として、医療保険制度だけでなく、医療提供体制の見直しを行ってきた。医療環境の変化によって生じる問題を是正し、限りある医療資源を効率的に活用して、国民皆保険制度の維持を図っていくために様々な改革が行われてきた。これらの変化は薬局の機能や薬剤師の職能にも大きな影響を与えている。

●医療環境の変化

　日本の人口の年齢構造の変化を人口ピラミッドの形態でみてみると、1950年までは若い年齢ほど人口が多くすその広い「富士山型」であった。老年人口（65歳以上）が4.9％、生産年齢人口（15～64歳）は59.6％で、生産年齢人口12人で1人の老人を扶養すればよかった。しかし2000年では、老年人口が17.3％、生産年齢人口が67.9％になっており、生産年齢人口4人で1人の老人を扶養している。高齢者や子どもを扶養する負担の大きさを示すために従属人口指数｛（年少人口＋老年人口）／生産年齢人口｝×100が使われることもある。

　また2000年は老年人口17.3％、年少人口（15歳未満）14.6％となり、初めて

> ◀コラム10：少子高齢社会とは▶
>
> 　18歳未満の子どもの数が65歳以上の高齢者よりも少ない社会のことを「少子社会」と呼んでいる。日本は1997年に少子社会に入った。また、高齢化率が7％を超えた社会を「高齢化社会」、14％を超えた社会を「高齢社会」と呼ぶ。日本は1970年に7％を超えて「高齢化社会」になり、1994年には14％を超えて「高齢社会」になった。少子高齢化により、若年労働力の不足や老人医療費の増加など、様々な問題が起こっている。
> 国連が1956年の報告書で、
> 　　65歳以上人口が4％以下のとき「若い人口」
> 　　65歳以上人口が4〜7％のとき「成熟した人口」
> 　　65歳以上が7％以上のとき「高齢社会」
> との試案を出した。これは、1950年に65歳以上の人口割合が先進地域で7.6％、途上地域で3.8％であったことを反映している。しかし少し低すぎる感があり、7〜14％のとき「前期高齢社会」、14％以上を「後期高齢社会」とする場合もある。20％を超えるときは「超高齢社会」といわれることもある。

老年人口と年少人口の割合が逆転した。すなわち1950年以降出生数が減少し、1960年には人口減退を示す「つぼ型」に近くなった。1960年代から70年代にかけて、出生数はやや増加（第2次ベビーブーム）し、1973年をピークに再び減少傾向となった。そのため、人口ピラミッドは50歳から54歳、25歳から29歳を中心とした2つの膨らみをもつ「ひょうたん型」に近い形になっている。

　そして2050年には、老年人口の割合が35.7％、すなわち全人口の3分の1以上を高齢者が占め、そのうち超高齢者といわれる80歳以上の増加率が非常に高いことが予想されており、1950年までの富士山型の年齢構造が完全に逆転することになる。このことは医療費の観点からも重要な課題になってきた。

●医療提供体制と医療法改正

　医療の世界では、人口の高齢化、疾病構造の変化、医学医療技術の進歩などにより、①患者の大病院への集中、②高額医療機器の導入競争（診療所レベルまでCTなどの高額な診断機器が購入された）、③長期入院患者への対応不足（高齢者の社会的入院）などの問題が、患者サービスの低下や医療費の増大に影響を

及ぼしている。このような社会状況のなか、日本では40年近く変化のなかった医療法を見直し、医療の骨組みを変えることに着手した。

　医療施設の整備を主な目的とした医療法は、1985年以降、5次にわたり改正された。1973年の老人医療費の無料化に伴う病床の急激な増加があって、病床数の量的確保は1985年頃までにほぼ達成されていた。しかし、医療機関の地域的な偏在がみられ、医療機関の機能分担も不明確だった。そこで1985年に、第1次医療法改正が行われ、都道府県ごとに医療計画を策定し、地域における体系だった医療体制の実現をめざす医療法の大幅な改正が行われた。この改正で地域の実情に応じた医療計画に沿って、公私の医療施設の整備を進めていくこととされた。従来の公的病院の病床規制に加えて、民間の病院についても、自由開業制を前提としつつ、2次医療圏単位で必要病床数を設定し、それを上回る病床過剰地域においては病院の開設、増床等に関して勧告を行うことができることになった。これにより、自由開業制に一定の制約が課されることになった。

　　＊　医療圏：都道府県が病床の整備を図るにあたって設定する地域的単位をいう。
　　　1次医療圏：身近な医療を提供する医療圏で、医療法では規定されていないが、一般的な疾病に対する診断・治療など最も身近なところで保健医療サービスが提供される。かかりつけ医を中心としたプライマリ・ケアの確保を図るための基本的単位で、通常は市町村を単位として設定されている。
　　　2次医療圏：医療法第30条の3第2項第1号で規定されている区域。特殊な医療を除く一般的な医療サービスを提供する医療圏のことで、地理的条件等の自然条件や日常生活の需要の充足状況、交通事情等の社会条件を考慮して、一体の区域として主として病院における入院治療（特殊・専門的なサービスを除く）を提供する体制の確保を図る区域となっている。複数の市町村を1つの単位として認定されている。
　　　3次医療圏：医療法第30条の3第2項第2号に規定する区域で、最先端の高度で特殊・専門的な医療を行う医療圏で、原則都道府県の区域を単位として設定。ただし当該都道府県の区域が著しく広いことやその他特別な事情がある場合は、当該都道府県の区域内に2つ以上の当該区域を設定し、また、当該都道府県の境界周辺の地域における医療の需給の実情に応じ、2つ以上の都道府県の区域にわたる区域を設定することができると規定されている。

　第1次医療法改正を薬局、薬剤師の視点からみると、地域医療と薬局との関わりあいが明確になった。医療法第1条では、その目的として、これまでの医療機関の設備構造・運用から一歩踏み込み、「国民に提供すべき医療体制の整

備確保」にまで及んでいる。また医療法第30条の3（医療計画）では、地域に医療・保健・福祉の包括された医療を実現するために、地域医療計画の策定条項が盛り込まれている。第1条には薬局の記載はないが、この理念を受けて医療計画策定に関する条項では、計画のなかに薬局・薬剤師の機能と業務について考慮するよう明示されている。

　第2次医療法改正（1992年）では、医療提供の理念と医療関係者の責務について定義されており、良質かつ適切な医療を効率的に行うことの義務と責任が明示された。この改正で薬剤師が初めて、法的に「医療の担い手」として医師・歯科医師と並んで明記され、きわめて意義ある歴史的改正であった（医療法1条の2、1条の4）。

　これは薬剤師もまた、患者との信頼関係に基づいて良質かつ適切な医療を行うという義務と責任を負うことである。1996年には薬剤師法の一部が改正され、調剤薬情報の患者への提供の義務化が明記された（25条の2）。さらに2013年に成立した改正薬剤師法は、2014年6月12日から施行され、薬剤師法第25条の2は、従来の「情報提供義務」から「情報提供及び指導義務」へと変更されている。すなわち、薬剤師は情報提供義務のみならず薬学的知見に基づいた指導義務も負うことになった。医師に同様の指導義務を求めた医師法第23条にならうと、投薬後もその薬剤がきちんと効果を発揮しているか、予期される副作用が発現していないかを、調剤した責任の下にしなくてはならないフォローアップとされ、服薬指導義務が明確化された。

　第3次医療法改正（1997年）では、インフォームド・コンセントが導入された（医療法1条の4第2項）。同時に、地域医療支援病院と療養型病床群の新設、医療提供施設相互の機能分担と業務の連携（医薬分業など）を含む9項目について医療計画に記載しなければならないこと等が明示された（医療法30条の3第2項、1条の5、4条の2）。これにより、薬剤師もサービスを提供するにあたり、適切な説明を行い、患者の理解を得るように努めなければならなくなった。

　第4次医療法改正（2001年）では、高齢化の進展等に伴う疾病構造の変化などを踏まえ、良質な医療を効率的に提供する体制を確立するため、入院医療を

図表 7-6　薬剤師に関わる医療法の改正

医療法改正	内　容
第1次医療法改正（1985年）	・地域医療と薬局の関わりあいが明確になる
第2次医療法改正（1992年）	・薬剤師が初めて、法的に「医療の担い手」として、医師、歯科、医師と並んで明記される
第3次医療法改正（1997年） （1996年に薬剤師法の一部改正：調剤薬情報の患者への提供の義務化）	・インフォームド・コンセントの導入 ・情報提供の義務化（薬剤師はサービスを提供するにあたり、適切な説明を行い、患者の理解を得るように努めなければならない） ・医療提供施設相互の機能分担と業務の提携（医薬分業など）
第4次医療法改正（2001年）	・良質な医療を効率的に提供する体制の確立 ・情報提供の推進 ・医療従事者の資質の向上
第5次医療法改正（2006年）	・患者の視点に立った医療提供体制 ・薬局が医療提供施設として法律に位置づけられる
第6次医療法改正（2014年）	・多職種協働による質の高い医療の提供 ・チーム医療の推進

提供する体制の整備（一般病棟の機能区分）、医療における情報提供の推進（広告規制緩和）および医療従事者の資質の向上（卒後臨床研修の義務化）を図ることを目的に、改正が行われた。

　さらに第5次医療法改正（2006年）においても、良質な医療を提供する体制を確立するために、地域における医療機能の分化・連携を推進するための医療計画制度の見直しをはじめとして、患者の視点に立った医療提供体制のあり方に関する改正が行われた。この改正では、国民が安心できる医療の確保を課題に、①住民や患者にわかりやすい、すなわち患者の視点を尊重した保健医療提供体制の実現（医療情報の提供の促進、安全で安心できる医療の再構築など）、②質の高い効率的な医療提供体制の構築（医療機関の機能分化、地域医療の確保、医業経営の近代化・効率化など）、③医療を担う人材の確保と資質の向上、④医療を支える基盤の整備（創薬の推進、治験のネットワーク化の推進、電子カルテなど医療の情報化など）、等の事項について見直された。

第5次医療法改正で薬剤師にとって特筆すべきは、薬局の機能面を重視し、「調剤を行う薬局」を医療提供施設として位置づけると明記されたことである。これは第2次医療法改正で、薬剤師が「医療の担い手」としてともに明記されて以来の画期的な成果といえる。薬局が医療提供施設として法律に位置づけられたことは、地域医療と薬局・薬剤師の関係に新しい局面を迎えたことを意味する。薬局が社会から医療提供施設として認知され、評価を得ていくためには、今後、どのような実績を積み上げていくのか、その真価が問われることになった。

　第6次医療法改正（2014年）は、2025年以降の超高齢社会の到来をにらみ、「社会保障・税一体改革」に基づく病院・病床機能の分化および強化、在宅医療の充実、チーム医療の推進等によって、患者個々の状態にふさわしい、良質かつ適切で安全な医療を効果的・効率的に提供する体制の構築を目指すというものである。

●医療保険制度

　病気や怪我をしたとき、日本では経済的な心配をそれほどしなくても治療を受けることができる。それは日本では国民全員が公的医療保険制度に加入しており、安い費用で医療を受けることができる、いわゆる国民皆保険体制が整備されているからである。国民皆保険制度のもと、世界最高水準の平均寿命や高い保健医療水準を実現してきた。

　健康保険制度とは、社会保障のうち社会保険（医療保険）に分類される。この医療保険はいわゆる社会保険方式によって運営されている。社会保険方式とは、医療に要する費用を受益者である患者だけが負担するのではなく、例えば、ある地域の住民や企業に勤務する人たち（被保険者）が、健康な人、病気を有する人を問わず日頃から一定の金額（保険料）を拠出し合い、また国や企業も保険料の一部を負担し、その管理者（保険者）を定めてお金をプールしておいて、いざ傷病にかかったとき、そこから医療に要する費用を支払ってもらうという制度である。これは医療費の相互扶助制度といわれるもので、健康なときはこの社会保険制度をありがたく感じることは少ないが、自分や家族が病

図表7-7　医療保険制度の体系

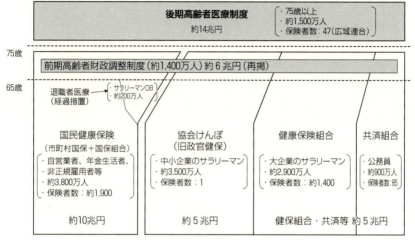

注）1　加入者数・保険者数は、2013年3月末の数値
　　2　金額は2014年度予算ベースの給付費

（出所）　厚生労働省「我が国の医療保険について」

気にかかったときはこの制度のありがたさを強く感じることになる。日本では、生活保護の受給者などの一部を除く全国民および日本に1年以上在留資格のある外国人は、何らかの形で健康保険に加入するように定められている（強制保険）。

　医療保険は就労形態の違いによって、職域保険と地域保険の2つに大別される。いずれの制度も被保険者が負担する保険料と国や企業の拠出金によって運営される。職域保険には健康保険と船員保険や共済組合などがあり、健康保険には組合健康保険と政府管掌健康保険がある。健康保険組合（健保組合）は大手企業の従業員を対象とし、企業グループで作った健康保険組合が運営している。政府管掌健康保険（政管健保）は中小以下の企業の従業員を対象としており、社会保険庁が運営している。

　一方、国民健康保険は企業の従業員以外の個人事業者および退職者、無職者等を対象としており、運営は市町村が行っている。

(1) 医療保険制度の歩み——国民皆保険制度の確立

　日本で最初の健康保険制度は第1次世界大戦以後の1922年に制定され、1927年に施行された。鉱山労働などの危険な事業に就く労働者の組合から始まったこの制度は徐々にその対象を広げ、1938年には農民等を対象とした国民健康保険法が制定された。当初の国民健康保険は、地域住民を対象とする普通国民健康保険組合（市町村単位）と同種同業の者で構成する特別国民健康保険組合により運営されていたが、敗戦（1945年）と戦後の混乱のため、事業を休廃止する組合が続出した。また健康保険の適用除外である零細企業の労働者とその家族や、国民健康保険を実施していない市町村の居住者は、公的保険のない状態におかれていた。

　そこで、市町村に国民健康保険事業の運営を義務づけるとともに、市町村に住所を有する者は被用者保険加入者等でない限り強制加入とする国民健康保険法の全面改正が1958年に行われた（施行は1959年、市町村に対する義務化は1961年）。こうして1961年に、国民誰もが一定の自己負担で必要な医療を受けることができる国民皆保険制度が達成された。

　こうした保険制度のもと、公的保険の保険者から医療機関に支払われる医療行為の対価が診療報酬である。日本の医療保険制度では、個々の診療行為についてそれぞれ点数を設定し、それを積み上げて診療報酬を算出する出来高払い制度を基本としている。

(2) 健　康　保　険

a) 保険医療の仕組み

　国民皆保険制度が導入されている日本では、ほとんどの医療が医療保険からその費用が支払われる「保険医療」である。この保険医療では、保険で給付される医療サービスの範囲や保険医療を行うことができる医療機関などについて、健康保険法で一定の制限や要件が定められている。健康保険法で定められた制限や要件は、国民健康保険など他の医療保険にも適用される。

　例えば、企業の従業員やその家族が怪我をしたり病気になった場合、医療機関に行って診療を受けると、その医療費は、一部を患者が負担し、その残りは

図表7-8　保険診療の概念図

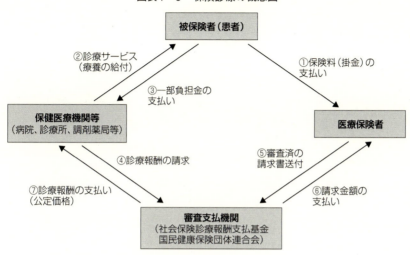

（出所）　厚生労働省「我が国の医療保険について」

診療報酬という形で医療機関から支払機関に請求される。支払機関では、医療機関から請求のあった診療報酬が適正かどうかを審査したうえで、保険者に請求を行う。保険者は、事業主と被保険者から納められた保険料により支払機関に診療報酬を支払う。医療機関は支払機関から診療報酬を支払われる。

　この健康保険事業を運営するために保険料を徴収したり、保険給付を行ったりする運営主体のことを「保険者」という。健康保険の保険者には、政府と健康保険組合の2種類がある。

　政府は、健康保険組合に加入している組合員以外の被保険者の健康保険を管掌している。これを政府管掌健康保険といい、社会保険庁が事業の運営をしている。また健康保険組合は、その組合員である被保険者の健康保険を管掌している。これを組合管掌健康保険といい、単一の企業で設立する組合、同種同業の企業が合同で設立する組合などがある。組合を設立するためには、一定数以上の被保険者があり、かつ、組合員となる被保険者の半数以上の同意を得て規約をつくり、厚生労働大臣の許可を受けることが必要である。

b）健康保険法の目的と基本的理念

　健康保険法の目的は、労働者の業務外の事由による疾病、負傷もしくは死亡または出産に関して保険給付を行い、もって国民の生活の安定と福祉の向上に寄与することである（第1条）。ここでいう保険給付とは、被保険者が保険事故にあった場合、保険者があらかじめ定められた基準に従って、保険料その他の財源をもとに被保険者等に対して必要な給付を行うことである。健康保険（医療保険）でいう保険者とは、政府および健康保険組合をさしている。

　健康保険法の基本的理念は同法第2条で「健康保険制度については、これが医療保険制度の基本をなすものであることにかんがみ、高齢化の進展、疾病構造の変化、社会経済情勢の変化等に対応し、その他の医療保険制度及び老人保健制度並びにこれらに密接に関連する制度と併せてその在り方に関して常に検討が加えられ、その結果に基づき、医療保険の運営の効率化、給付の内容及び費用の負担の適正化並びに国民が受ける医療の質の向上を図りつつ、実施されなければならない」とされている。

　健康保険（医療保険）は医療費の社会的な相互扶助制度であり、常に社会状況の変化に応じて効率的に運営していくことが求められている。

c）保険給付について

　健康保険法第52条で以下の9項目の保険給付の種類が定められている。

① 療養の給付ならびに入院時食事療養費、特定療養費、療養費、訪問看護療養費および移送費の支給

- 療法の給付の範囲：診察／薬剤または治療材料の支給／処置、手術その他の治療／居宅における療養上の管理およびその療養に伴う世話その他の看護／病院または診療所への入院およびその療養に伴う世話その他看護（63条）
- 入院時食事療養費：病気やけがで保険医療機関に入院したときは療養の給付と併せて受けた食事に要した費用を支給（85条）。
- 特定療養費：特定療養制度は、高度先進医療や特別の療養環境の提供に係る部分について、一定のルールのもとで保険外診療との併用を認める制度で、その内容は、①高度で先進的な医療技術の技術料相当部分に係る費用や、②いわゆる差額ベッド代や予約診療など特に定められたサービスに係る費用に

ついて自己負担とするも、入院・検査費用などの、本来保険給付の対象となる基礎的部分について療養費の給付（86条）。
- 療養費：やむをえない事情で、保険医療機関で保険診療を受けることができず、自費で受診したときなど特別な場合には、その費用について、療養費が支給される。例えば、事業主が資格取得届の手続き中で被保険者証が未交付のため、保険診療が受けられなかったときや、旅行中、すぐに手当てを受けなければならない急病やけがとなったが、近くに保険医療機関がなかったので、やむをえず保険医療機関となっていない病院で自費診療を受けたときなど（87条）。
- 訪問看護療養費：居宅において療養上の世話や必要な診療の補助など、指定訪問看護を受けた場合に支給（88条）。
- 移送費：病気やけがで移動が困難な患者が医師の指示で一時的・緊急的必要があり、移送された場合に移送費が支給（97条）。

② 傷病手当金の支給

傷病手当金は、病気やけがのために会社を休み、事業主から報酬が受けられない場合に支給される（99条）。

③ 埋葬料の支給（100条）

④ 出産育児一時金の支給

被保険者が出産したときは、出産育児一時金が支給される（第101条）。

⑤ 出産手当金の支給

被保険者が出産のため、労務に服することができなかった期間（102条）。

⑥ 家族療養費、家族訪問看護療養費および家族移送費の支給

被扶養者の病気やけがに対しては、家族療養費が支払われる（110条）。また家族訪問看護療養費や家族移送費なども、被保険者に対するのと同様（111条、112条）。

⑦ 家族埋葬料の支給（113条）

⑧ 家族出産育児一時金の支給（114条）

⑨ 高額療養費の支給

重病で長期入院したり、治療が長引く場合には、医療費の自己負担額が高額

となるので、一定の金額（自己負担限度額）を超えた部分が払い戻される高額療養制度がある。ただし、特定療養費の差額部分や入院時食事療養費は対象にならない（115条）。

d）保険医療機関および保険薬局、保険医および保険薬剤師の指定、登録

保険医療を行うためには、医療機関、薬局、医師や薬剤師は次のような手続きをすることが条件となる。まず第1に、健康保険法に基づく保険医療機関として指定を受ける必要がある。病院もしくは診療所または薬局の開設者は、保健所で開設の届出を行った後、地方社会保険事務局に保険医療機関または保険薬局の指定の申請を行い（健康保険法65条）、保険医療機関、保険薬局として指定を受ける。

第2に、保険医療機関において健康保険の診療に従事する医師もしくは歯科医師または保険薬局において健康保険の調剤に従事する薬剤師は、厚生労働大臣の登録を受けた保険医または保険薬剤師でなければならない（健康保険法64条）。

第3に、保険医療機関や保険医、そして保険薬局や保険薬剤師については、その役割、責任、禁止事項などについて、健康保険法により「保険医療機関及び保険医療養担当規則」「保険薬局及び保険薬剤師療養担当規則」が定められており、その遵守が義務づけられている。

したがって、日本では被保険者またはその家族が保険診療を受けようとする場合には、指定された保険医療機関に行って登録された保険医からこれを受けなければならない。

医療機関が医療保険制度に基づく診療を行うには、「保険医療機関」の指定を受け、診療や調剤をする医師や薬剤師は厚生労働大臣に登録申請をした「保険医」「保険薬剤師」でなければならない。これが保険診療の二重指定制といわれるものである。医療機関と医師の両方を二重指定することで、医療費の請求等の事務的・経済的役割を医療機関が担当し、診療上の責任を医師個人がもつことにより、保険医療の責任の分担を明らかにし、保険医療の円滑な運営を図ろうとしている。また薬局も保険医からの処方箋に基づき処方を行うので、同様の手続きが必要になる。個人診療所、個人薬局においては、それぞれ保険

医、保険薬剤師として登録があったときに、保険医療機関としての指定が同時にあったものとみなされる。これらの保険医療機関、保険薬局、保険医や保険薬剤師の指定、登録は自由であるが、日本では、ほとんどの医療機関が指定を受け、医師、薬剤師は登録を受けている。

●高齢者医療制度

　日本は第2次世界大戦後、生活環境や公衆衛生の改善、質の高い医療提供体制の確立などを背景に、世界最高レベルの健康水準を実現してきた。国民皆保険制度や老人保健制度など世界で最も優れた保健医療制度を構築している。これまで高齢者保健福祉対策として、1963年の老人福祉法の制定に始まり、老人医療費の無料化、老人保健法の制定、介護保険法の制定など、時代の要請に応え、種々の見直しが進められてきた。しかし、戦後生まれのいわゆる「団塊の世代」が順次65歳以上となる今後10年間の急速な高齢化を乗り切るためには、さらなる改革が求められている。このようななかで医療費の適正化の一環として、1983年2月の施行以来、様々なサービスを提供してきた老人保健事業の見直しが行われ、2008年4月には老人保健制度が廃止され、新たな高齢者医療制度が始まった。この制度では、①高齢者の心身の特性を踏まえた適切で効率的な医療の提供、②老人医療費の公平な分担、の2つの視点から見直しが行われた。

　これまでの老人保健事業は、生活習慣病を予防することによって「健康な65歳」を作ることを目標としてきたが、超高齢社会においては可能な限り健康寿命の延伸をめざすことが必要で、「活動的な85歳」が新たな目標として提案された。「活動的な」の意味するところは、病気をもちながらも、なお活動的で生きがいに満ちた自己表現ができることであり、このような新しい高齢者像の実現に向けて、生活機能の低下の予防、維持・向上に着目し、介護予防の取り組みを強化していくことになった。

　生活習慣病の予防対策については、1次予防として健康づくり・疾病予防、2次予防して疾病の早期発見・早期治療、3次予防として疾病の治療・重度化予防を行うこととされてきた。

また介護予防についても、1次予防として生活機能の維持・向上、2次予防としての生活機能低下の早期発見・早期対応、3次予防として要介護状態の改善・重度化の予防を行うこととされた。要介護状態の者に対する3次予防の取り組みは介護保険制度の見直しで検討されている新予防給付により実施し、地域支援事業は主として1次予防と2次予防を担うという、制度的な役割分担について明確化された。

　高齢者医療制度は、①社会保険方式の維持、②保険料の水準（現役世代との均衡を考慮した適切な負担）、③社会連帯的な保険料、④拡大する高齢者の医療費の適正化、を基本的な方針として制度が改革された。

　2008年4月から始まった新しい高齢者医療制度は、高齢者を前期高齢者（65～74歳）と後期高齢者（75歳以上）に分けて、前期高齢者については現行制度を継承しつつ制度間による医療費負担の不均衡を調整し、後期高齢者については老人保健制度を解消して独立した医療保険制度を創設するというもので、前期高齢者制度（65～74歳までの人）と後期高齢者制度（75歳以上の人、寝たきりなど一定の障害状態にある65歳以上の人）の2つの制度から成り立っている。

(1) 前期高齢者医療制度

　前期高齢者制度は65歳から74歳までの人が対象で、これまでの退職者医療制度[*]や任意継続被保険者制度[**]に代わる制度である。ただし経過措置として、2014年度までの65歳未満の退職者は、退職者医療制度を適用できる。前期高齢者の給付費および前期高齢者に係る後期高齢者支援金について、国保および被用者保険の加入者数に応じて負担する財政調整を図る。

(2) 後期高齢者医療制度

　後期高齢者制度は、これまでの老人保健に代わる新しい医療制度で、75歳以上の人および寝たきりなど一定の障害状態にある65歳以上の人が対象である。都道府県の区域ごとに全市区町村が加入する広域連合が設立され、保険料決定、賦課決定、医療費の支給などの事務を行う。75歳以上の後期高齢者の保険料（1割）、現役世代（国保・被用者保険）からの支援（約4割）および公費（約

5割）を財源としている保険料徴収は市町村が行い、財政運営は都道府県単位で全市町村が加入する広域連合が実施する。高額医療費についての財政支援、保険料未納等に対する貸付・交付など、国・都道府県による財政安定化措置を図る。

> * 退職者医療制度：長い間会社や官公署などに勤めて年金受給権のある人とその被扶養者が加入する制度である。
> この制度は、平成20年4月の法改正により原則廃止となったが、経過措置として、平成26年度までの間は65歳未満の退職被保険者が65歳に達するまで存続する。65歳になると、一般の国保に加入することになる。
> ** 任意継続被保険者制度：会社などを退職して健康保険の被保険者の資格を失った場合でも、一定の条件のもとで、2年間同一の健康保険の被保険者として継続することが可能である。これを任意継続被保険者制度という。任意継続被保険者となる条件は、①健康保険の被保険者でなくなった日までに、継続して2ヵ月以上の被保険者期間がある人、②被保険者でなくなった日から20日以内に被保険者になるための届出をした人、となっている。会社を辞めると次の職場に移るまでの間は、国民健康保険に加入するか、またはこの任意継続被保険者制度を利用するか、あるいは家族の扶養を受ける場合は家族の加入する会社の健康保険の被扶養者になる、というように、いくつかの選択肢から選ぶことになる。
> 任意継続被保険者制度の場合、保険料は今まで会社が負担していた分（5割）も自己負担となるので、今までの「倍額」となる。しかし、保険料に上限があるため、在職時や国民健康保険に加入するより保険料が安くなる場合もあるので、任意継続被保険者制度を利用する方がよい場合もある。

●介護保険制度

高齢化社会を迎え、要介護高齢者の増加に伴って、老人医療費の急速な増加が予測されている。国民医療費に占める老人医療費の割合も2025年には50％に達することが見込まれている。老人医療費で最も問題となっているのは社会的入院である。入院患者の2割程度は、病状が安定しており、入院治療よりも介護に重点をおいたサービスを受ける方が適切と考えられる。医療費の効率的な配分を考えるとき、社会的入院の解消は避けられない問題である。

医療機関に通院する外来医療費うち、薬剤費は約50％を占めている。また70歳未満（若人）と70歳以上（老人）の人を比較した場合、老人は若人の2倍以上の額が投薬されている。高齢者は複数の病気をもっていることが多く、複数科受診の傾向があり、おのずと多数の薬剤服用につながる。高齢者は特に生理機能が低下しており、副作用が生じやすい。そのうえ、多剤併用による薬物相互作用を起こす危険性も高い。複数科受診による多剤併用は患者の安全性とと

もに医療費の適正化にとっても大きな問題である。高齢者社会に突入した日本で、高齢者保健医療のあり方を考えるとき、社会的入院の是正と老人医療の効率化・適正化を考えなければならない。

　高齢化の進展に伴い、寝たきりや認知症高齢者の急増が見込まれている。また介護期間の長期化、介護者の高齢化が進む一方で、高齢者世帯の増加、女性の社会進出などにより家庭の介護機能は低下してきている。このような社会にあっては、介護を社会的に支える仕組みが必要となり、1997年に介護保険法が成立、2000年4月から施行された。介護保険制度の仕組みは、老人福祉制度と老人医療制度が合体し、保健・医療・福祉サービスが総合的に利用できるものである。介護制度は、医療保険と同じく、社会保険方式による介護保険制度で、その財源として、40歳以上の国民から介護保険料を徴収することになった。

（1）介護保険制度の改正

　わが国の高齢化は世界に類をみないペースで進展することが見込まれており、介護保険制度が将来にわたって、国民の老後の安心を支え続けられるよう「制度の持続可能性」の確保は根本的な課題である。とともに、高齢化がピークを迎える2025年に向けて、認知症高齢者や高齢者世帯の増加などの課題に適切に対応できる制度への転換を図るため、「介護保険法等の一部を改正する法律」（改正法）が2005年6月に成立した。改正法において、施設入所者の利用者負担の見直しは2005年10月に施行されたが、改正法の主要部分は2006年4月に施行、新たなシステムがスタートした。改革の柱の1つは、介護予防を重視したシステムへの転換である。予防プランやリハビリによる要介護状態の軽減、悪化防止を目的とした「新予防給付」と、市町村が予防メニューを実施する「地域支援事業」の2本立てになっている。また2012年の改正では「地域包括ケアシステム」の構築に向けた取り組みを進めた。

　介護予防を通じて、高齢者の自立した生活が可能となることに加え、介護費用の抑制につながることも期待されている。今後の高齢者介護には、高齢者が地域で自立した生活を送れるよう、一層の取り組みの強化が求められている。

a）予防重視型システム

　介護保険制度スタート後の5年間で、要介護認定、要支援認定を受けた者の数は約218万人から約411万人と2倍近くに伸びている。特に要支援・要介護1といった軽度者が約2.4倍と大幅に伸びており、要介護認定者全体の半数を占めている。こうした軽度者は、効果的なサービスを提供することにより、状態が維持・改善する可能性が高いが現在のサービスはこのような軽度者の状態の改善・悪化防止に必ずしもつながっていない。そこで今回の改正では、まず第1に、状態の維持・改善の可能性が高い軽度者に対する給付（予防給付）の内容や提供方法の見直しが行われた。第2に要支援・要介護になる前の段階から、介護予防に資するサービスを提供していく（介護予防事業）ことが決められた。

b）地域支援事業

　2005年の介護保険法改正で、高齢者が住み慣れた地域での生活を継続できるように、地域の特性に応じた多様で柔軟なサービス提供が可能となる地域密着型サービスが創設された。

　要支援・要介護になる前からの介護予防を推進するとともに、地域における包括的・継続的なマネジメント機能を強化する観点から、市町村が行う「地域支援事業」として①要支援・要介護状態に至る前の高齢者に運動機能向上プログラムや栄養改善プログラムなどを提供する介護予防事業、②高齢者の心身の状況を把握し、相談を受け、地域における適切な保健・医療・福祉サービス機関または制度の利用につなげるなどの支援を行う包括的支援事業、③介護保険事業の運営を図る介護給付等費用の適正化事業、④要介護被保険者を現に介護する者に対する家族介護支援事業、の3つの柱を揚げた。これらの具体化は、地域の実情に応じて市町村が任意で事業を実施し、地域の高齢者の支援を行うこととした。

（2）介護保険の費用負担

　介護保険料は所得に応じた定額保険料で、65歳以上の第1号被保険者の保険料の設定にあたっては、所得段階に応じた定額保険料とすることにより低所得

者の人にとっても過重な負担とならないような仕組みとなっている。また、市町村における保険財政の安定を図る観点から、中期的（3年程度）な見通しに基づいて設定し、その徴収は、老齢・退職年金から特別徴収（いわゆる天引き）を行うほか、特別徴収が困難な者については市町村が個別に国民健康保険料と併せて徴収を行う。第1号被保険者の保険料は国が定めるガイドラインに基づき、市町村が条例で設定する。

40歳から64歳までの第2号被保険者については、それぞれ加入する医療保険のルールに基づいて、設定する。この介護保険料は、医療保険者が一般の医療保険料と一括して徴収を行う。

●薬価基準制度の仕組み

診療報酬点数表において、保険者に請求できる薬剤の価格が薬価基準として定められている。薬価基準は、医薬品の製造が承認・許可された後、その医薬品の製造・開発コスト等の製造原価や有用性・市場性・新規性等の付加価値を考慮して決定される。すなわち医薬品の公定価格である。この価格が決定され告示されることを「薬価基準に収載する」といい、新医薬品については原則年4回、後発医薬品については年1回の収載が予定されている。したがって薬価基準は、保険診療で用いることができる医薬品の品目表であるとともに、その医薬品を使用した場合の薬剤費算定の基礎となる価格表でもあって、健康保険、国民健康保険など医療保険制度に共通のものとなっている。また薬価改定は原則2年に1回、実勢価格の調査をもとに行われる（引き下げ）。

日本は諸外国に比べて薬剤比率が高い。その理由として、薬価基準に従って保険者から医療機関に支払われる薬価と、医療機関が実際に市場から購入する実際の価格（実勢価格）との間に大きな差（薬価差）があり、薬を使えば使うほど医療機関の収入が増大する仕組みになっていることが指摘されていた。そこで薬価調査の結果に基づき、1967年以降、毎年のように実勢価格にあわせていく形で薬価引き下げが行われた。

3 薬剤疫学と薬害

　薬剤疫学（pharmacoepidemiology）は1980年代後半からアメリカで発達した新しい科学で、著名な薬剤疫学者のブライアン・ストローム教授は、薬剤疫学を「人の集団における薬物の使用とその効果や影響を研究する学問」と定義している。疫学は「人の集団を対象にして健康の状況あるいは健康に関する事象を研究する学問」と定義されている。疫学と薬剤疫学はいずれも「人の集団」を研究対象とすることは同じであるが、薬剤疫学では取り扱う健康事象が薬剤との関連が疑われるものに限られている。

　井戸水とコレラ（ロンドンのコレラ事件）の関連性の解明、あるいは白米と脚気（日本海軍と脚気）、タバコと肺がんの関連性が解明されたのも疫学研究による。井戸水、白米、タバコが薬剤であれば、これらの研究は薬剤疫学である。大規模臨床試験や膨大なデータベースを用いた研究だけが薬剤疫学ではなく、製薬企業による市販後調査や、薬剤師業務のなかでの医薬品の使用実態調査も、適切な研究計画に基づいて行われるならば薬剤疫学研究である。

●疫学研究の歴史

（1）ロンドンのコレラ事件

　疫学研究の始まりはジョン・スノー（イギリスの開業医）のコレラ研究といわれている。コレラがイギリスに侵入した1831年当時、コレラは空気感染であると考えられていた。しかしスノーは、同じ流行地域でも患者が出る家が分散しているなどの知見を得て空気感染説に疑問をもち、「汚染された水を飲むとコレラになる」という経口感染仮説をたてた。コレラ患者が多発した地域で患者発生状況の調査を行い、市街地図にコレラ患者を丹念に記録し、コレラによる死者が異常に多い地区では、「何が他の地区と異なるか」（あてはまらない事例について）を徹底的に調査した。その結果、コレラによる死者の大部分が、ブロード街の中央にある1つの井戸の水を使っていることを突き止めた。この井戸の使用を中止することでコレラが収束した。

　その後の調査で、ロンドンの水道会社はテムズ川から取水していたが、当時

◀コラム11：コレラの歴史▶

　コレラの感染力は非常に強く、これまでに7回の世界的流行（コレラ・パンデミック）が発生している。コレラにはアジア型とエルトール型があり、アジア型は古い時代から存在していたにもかかわらず、世界的な流行（パンデミック）を示したのは19世紀に入ってからだ。コレラの原発地はインドのガンジス川下流のベンガルからバングラデシュにかけての地方と考えられる。最も古いコレラの記録は紀元前300年頃で、その後、7世紀の中国、17世紀のジャワにコレラと思われる悪疫の記録がある。世界的大流行は1817年に始まり、この年カルカッタに起こった流行はアジア全域からアフリカに達し1823年まで続いた。その一部は日本にも及んでいる。1826年から1837年までの大流行はアジア・アフリカのみならずヨーロッパと南北アメリカにも広がり全世界的規模となった。以降1840年から1860年、1863年から1879年、1881年から1896年、1899年から1923年と計6回にわたるアジア型の大流行があった。しかし1884年にはドイツの細菌学者ロベルト・コッホによってコレラ菌が発見され、医学の発展・防疫体制の強化などと共にアジア型コレラの世界的流行は起こらなくなった。

　一方、エルトール型コレラは1906年にシナイ半島のエルトールで発見された。この流行は1961年から始まりインドネシアを発端に発展途上国を中心に世界的な広がりを見せている。1991年にはペルーで大流行が発生したほか、先進諸国でも散発的な発生が見られる。1992年に発見されたO-139菌はインドとバングラデシュで流行しているが、世界規模の拡大は阻止されている。

のテムズ川は汚濁がひどく衛生的とはいえなかった。スノーは患者発生マップと各水道会社の給水地域との比較照合を行い、特定の水道会社の給水地域においてコレラ患者が多発していることを突き止めた。その会社の取水口は糞尿投棄の影響を受ける位置にあったという。

　これは、1883年にロベルト・コッホがコレラ菌を発見する30年前のことである。スノーの疫学的研究は、感染源・感染経路の解明という疫学的手法により、病原体が不明であっても感染症流行を終息させることができることを知らしめた屈指の業績といえる。

（2）日本海軍と脚気

　脚気はビタミンB_1欠乏症で、下肢の「むくみ」や「しびれ」から始まっ

第7章　薬剤師と現代社会　177

て、ついには心不全となって死亡する疾患である。明治の頃は主に白米を主食とするアジアの病気で、欧米ではほとんど見られないので伝染病のように考えられていた。日本では食生活が向上して白米を食べ始めた江戸時代に出現し、「江戸わずらい」と呼ばれていた。

　1878～82年、海軍では脚気患者が3割を超え、年間30～50人が死亡していた。また、1882年末より『龍驤(りゅうじょう)』(航空母艦)が行ったニュージーランド・南米方面への遠洋航海では、10か月間の航海で乗員371名のうち160名が脚気を発症、うち25名が死亡するという事態が発生した。脚気の原因は食べ物にあると主張したのは、イギリスに留学して最新の臨床内科医学の研究を学んで帰国した海軍軍医副総監高木兼寛だった。彼は遠洋航海に出る水兵の食事を変えて脚気がなくなるか実験をしたいと考え、1884年2月に出航した『筑波』(巡洋戦艦)に米の飯を一切乗せず、パンとビスケットを食べさせた。そしてふんだんに肉、魚、野菜、果物を供給した。その結果、287日間の航海で373名の水兵から1人も脚気の死亡者が出なかった。多数の死者を出した『龍驤』とまったく同じ航路を取り、死者を出さずに帰還に成功したのである。

　1894年の日清戦争では、高木が指導した海軍ではパンと同じ食材ということで麦飯を採用し、脚気患者は1人も発生しなかった。これに対して陸軍では食糧を陸軍省医務局が一元管理し、全部隊に白米を支給した。その結果、陸軍の病院では入院患者のうち戦傷者1名に対して脚気患者11名以上という状態だった。しかし、それでもなお陸軍の最高司令官と軍医総監は脚気細菌が原因であると過信し、戦場の将兵の戦闘力を強化する最高策は白米食であるとの誤った判断で、全将兵に白米食を強制しさらに悲劇を広げた。その中心人物が軍医副総監森林太郎(森鴎外)だった。10年後の日露戦争では陸軍の被害はさらに拡大し、戦死者48,400余名に対して傷病死者37,200余名、うち脚気による死者は27,800余名にのぼった。

　人が健全に生きるために必要な栄養分はタンパク質、糖質、脂肪が主体であるが、さらに微量ではあるが必須のビタミンの重要性を日本人はまだ知らなかった時代で、白米食にはビタミン B_1 が欠如している致命的な欠陥があった。一方、1897年、インドにおいて生物学者のクルスティアン・エイクマン

（オランダ人、1929年ノーベル賞）は、鶏を白米で育てると脚気にかかり、その鶏に米ぬかを与えると脚気が治ることを発見した。最初は、この脚気を治す物質は「解毒剤」と考えられていたが、1906年に、タンパク質や脂肪、ミネラル以外の物質の欠乏が脚気を引き起こすことがわかり、それまで考えられていた脚気の細菌説を覆した。これは後のビタミンの発見に大きく貢献した。

1910年、日本人の化学者鈴木梅太郎博士が、エイクマンの研究をもとに、欠乏すると脚気を引き起こす成分を米ぬかから抽出することに成功し、「オリザニン」と名づけた。現在、ビタミンB_1と呼ばれている成分である。しかし、鈴木博士が米のぬかからビタミンB_1を発見しても、日本から脚気が消滅するのは数十年もあとの太平洋戦争敗戦後であった。脚気の細菌説は否定され、食べ物説によって解決したのである。

●薬剤疫学研究

現在の医療は、薬物療法を抜きにしては語ることはできない。それほど薬物療法は医療に大きく貢献している。切れ味の鋭い、強力な作用を示す薬が多く出てきており、使い方を間違えば、重篤な副作用を引き起こしかねない。効き目の強い薬であればあるほど、毒性も強いといえる。「クスリ」は反対に読むと「リスク」となるように、医薬品は有効性と有害事象を同時にもつ「両刃の剣」である。使い方次第では毒にも薬にもなる。薬剤疫学研究は、医薬品のリスクを小さく、メリットを大きくする医薬品の使い方、すなわち医薬品の適正使用に貢献するものである。医薬品の適正使用というと、安全性だけでなく、有益性や経済性についても適正であるかどうかを検討しなければならない。適正かどうかを調査するには、医薬品の使用実態を把握することがまず重要になってくる。

使用実態の調査には、未知の重篤な副作用の発見や有害事象を起こした症例の集積、副作用自発報告、医薬品との因果関係の解明、治療効果や長期使用の場合の評価、費用対効果の解析などがある。すなわち、薬剤疫学は医療のなかの医薬品の問題を幅広く検討する学問であるので、薬剤疫学研究の課題は様々である。病棟業務をしている薬剤師や薬局の薬剤師にとって、日常業務は薬剤

疫学の研究の宝庫であるといえる。薬剤を適正に使用すれば、罹患率および死亡率の減少、患者の機能の増加、QOLの改善をきたすことが考えられる。薬剤疫学研究の成果から得られた医薬品の情報の収集・解析・評価を行い、情報を整理・整頓し、医薬品情報を個々の事例に対して適切に提供し実践することが重要である。情報の積み重ねが薬を育てるといわれている。すなわち薬は作られただけでは、単なる物質にすぎない。この物質に情報が積み重なって初めて医薬品としての使命を発揮する。

　アスピリンは100年以上も使われており、世界一古くて新しい薬といわれ、現在も世界3位の売り上げを達成している。

　紀元前より、ヤナギの樹皮より抽出されたエキス（サリチル酸）が解熱・鎮痛に効くことが知られていた。19世紀にはサリチル酸が合成されるようになり、抗リウマチ薬として使われていたが、苦味や胃障害などの重大な副作用があった。1897年にはドイツの化学者フェリックス・ホフマンがサリチル酸のアセチル化に成功し、より副作用の少ない抗リウマチ薬として、アスピリン（アセチルサリチル酸）が1899年にドイツのバイエルン社から発売された。1971年にはイギリスの薬理学者ジョン・ベインがアセチルサリチル酸の薬理作用を解明した。さらにアスピリンの少量投与による薬理作用として血小板凝集抑制作用も確認され、心筋梗塞のリスク低下や脳血管疾患に対する有効性が確認されている。また1988年には、オーストラリアの疫学者クーネが、アスピリンを服用している人の大腸がんの罹患率は服用していない人より約40％低いことを発表した。その後、大規模な調査など多くの研究が行われ、アスピリンの大腸がんに対する予防効果が確認されている。

　アスピリンのように薬は広く使われていくうちに、新しい副作用が認められたり、それに対処する薬の使い方や治療法、あるいは新しい効能が発見され、それらの情報が積み重なって、より良い薬として育っていくことがわかる。よりよい薬を育てていくためには、薬剤疫学研究が欠かせない。

●薬剤疫学研究のデザイン

　薬剤疫学とは、ある医薬品が用いられたとき、どのような変化が人または病

図表7-9　疫学研究のデザイン

観察研究	症例報告 (Case report) 症例集積 (Case series) 症例対照研究 (Case control study) コホート研究 (Cohort study)	弱い ↑ 証明力 ↓ 強い
介入研究	比較臨床試験 (Controlled clinical trial) 無作為化比較試験 (Randomized Controlled trial) 無作為化二重盲検比較試験 (Double-blind, Randomized Controlled trial)	
	メタアナリシス (meta-analysis)	

気に現れるか、またどのように用いればよい結果が出るのかを予測するものである。このような研究が薬を適正に使用していくための参考になる。薬のデータ、薬歴や実施された治療や経過を集めて解析することで、その薬の「今までの傾向」をつかむことができる。またより実態に即した予測をするためには、より有効な手法で、データをきちんと集めることが必要になる。

では、どのような薬剤疫学の研究デザインがあるのか。研究方法には大きく分けて「観察研究」と「介入研究（臨床試験）」がある。観察研究は実際に起こることをあるがままに観察し、介入研究はある意図をもって関わっていく研究である（図表7-9）。

（1）観察研究

観察研究の第1歩は「症例報告」である。症例報告は文献や学会で発表される「1例報告」や副作用感染症報告として医療関係者に義務づけられた、いわゆる「副作用自発報告」などがある。

a）症例報告

薬剤の有効性・安全性に関わるイベントが起こった1症例あるいは少数症例を提示するもので、未知の副作用の検出には症例報告が重要な役割を果たす。ACE阻害薬の代表的副作用である空咳の発見は発売開始4年後の1症例報告がきっかけであった。

第7章　薬剤師と現代社会　181

b）症例集積

　特定の薬剤を服用している複数の患者の症例の集積により得られた見解の報告である。ただ対照群のないのが、この研究デザインの問題点である。

　副作用自発報告では、問題のある副作用症例のみの情報の集積であるので、対照群がない。また、問題のある症例との因果関係が疑われる「くすり」を投与されている全患者数（母数）が不明であるし、副作用症例も全症例が報告されているとは限らない。したがって因果関係の判定も難しく、どの程度の発生率かはわからない。

c）症例対照研究（ケースコントロール研究）（後ろ向き研究）

　あるイベントが発生した症例（ケース）群と発生のない対照（コントロール）群のそれぞれについて、その要因となる薬剤服用の有無の割合を過去にさかのぼって比較する方法。症例群が該当薬剤を服用していた割合と対照群が該当薬剤を服用していた割合の比であるオッズ比（OR：Odds Ratio）が指標となる。過去にさかのぼって比較するので、後ろ向き研究ともいえる。

d）コホート研究（cohort study）

　例えば、特定の薬物を服用（暴露）していたか否かを基本に、その薬剤を服用した患者群（コホート；暴露群）と服用していない患者群（非暴露群）に分けて、副作用などの考えられる症状の発生の危険性（リスク）を比較し、薬剤がその症状発現の要因であるか否かを調査する方法である。

【前向きコホート研究（prospective study）】健康人の集団を対照として、最初に生活習慣（喫煙、飲酒、食生活）などを質問票などの手段で調査する。この調査集団を「コホート」といい、未来に向かって、長期間追跡調査を行い、後から発生する疾病の罹患率などを調査する研究方法である。疾患に罹患する前に生活習慣などを調査するので、生活習慣と疾病の時間的前後関係を正しく評価できる。比較的信頼性の高い研究デザインである。例としては、喫煙と肺がん発生の関連などの研究がある。

【後ろ向きコホート研究（retrospective study）】特定の要因（ダイオキシンや環境ホルモンなど）に高度に暴露した集団（産業労働者など）を対象に追跡調査を行い、例えば、その集団のがん発生率との関係をみるという研究デザインであ

る。対象集団の疾病頻度を性別や年齢分布が等しい一般集団と比較する。後ろ向きコホート研究は、いったん後ろ（過去）を研究してから、あくまでも前向きに（未来に向かって）追跡調査していく。

（2）介入研究（臨床試験）

介入研究は、研究者が積極的に治療法や予防法の有効性を評価するために行う（介入する）研究である。介入試験、臨床試験とも呼ばれる。臨床試験には、研究目的に行う試験と新薬の承認を取るために行う治験がある。臨床試験において最も重要なことはバイアス（偏り）を小さくすることであり、次に重要なことはバラツキを小さくする（精度を高める）ことである。

治験および臨床試験等において、データの偏り（バイアス）を軽減するため、被験者を無作為（ランダム）に処置群と比較対照群に割り付けて実施し、評価を行う試験がある。乱数表を用いたり、コンピュータで乱数を発生させたりといった数学的な方法によってランダム化したこのような試験を無作為化比較試験（RCT）という。

これ以外の方法（カルテ番号で振り分けたり、コインを投げて裏か表かで分ける等）でランダム化した試験を比較臨床試験（CCT）という。

a）無作為化臨床比較試験（RCT：randomized controlled trial）

対象者を、乱数表やコンピュータを使って、ランダムに2つの群に分ける。これを無作為割付という。一方の群（介入群と呼ばれる）には、評価しようとする治療や予防を行い、他方の群（対照群と呼ばれる）には、評価しようとする治療や予防は行わず、従来の治療を行ったり、評価しようとする薬と見かけは同じだが薬効のないプラセボを投与したりする。その後の疾病の死亡率や罹患率を、2群で比較検討を行う。介入群の死亡率や罹患率が、対照群よりも低くなれば、治療法や予防法の有効性が示されたことになる。誤りの可能性が最も少なく、最も信頼の高い情報を得ることができる。

b）比較臨床試験（CCT：controlled clinical trial）

データの偏り（バイアス）を軽減するため、被験者を無作為（ランダム）に処置群と比較対照群に割り付けて実施し、評価を行う試験である。比較臨床試験

のランダム化は乱数表やコンピュータによらない方法でランダム化して行う試験である。

c）メタアナリシス（meta-analysis）

すでに報告されたいくつかの独立した研究の結果（文献等）を、同じような登録条件の症例を全体としてまとめて統計的な手法で整理（再解析）する方法である。

d）盲検法（Blind Method）

被験者や試験実施者が、割り付けられた治療などを知っていることにより生じうる観察・評価に生じる可能性のあるバイアスを最小にすることを意図した試験法である。

被験者のみが割り付けの内容を知らない場合を、単盲検試験（SBT：Single Blind Test）という。被験者も試験実施者も知らない場合を、二重盲検試験（DBT：Double Blind Test）という。

●薬害について

薬害とは、一般的には、医薬品の使用により、予想外の副作用、特に重篤な症状が多数の患者にほぼ同時期に発生し、社会問題にまで発展したものをいう。その発生原因は、医薬品が正しく使われなかった結果であったり、薬物相互作用など様々である。過去に起こった薬害をみていこう。

（1）サリドマイド事件

サリドマイドは、1957年に睡眠薬として発売された。1961年11月18日、西ドイツの小児学会でW. レンツ博士がサリドマイドと四肢奇形の関連について報告し、同月26日にサリドマイド医薬品が全面的に回収された。日本では、1958年に販売を開始し、1959年にはサリドマイドに胃腸薬を配合し販売した。この薬は妊娠のつわり防止として使用された。日本でもこの頃から奇形児の発生が報告されるようになった。1962年9月になって販売を停止し、回収を始めた。被害者の数は、西ドイツで3,049人、日本は309人にのぼった。アメリカは、FDA（食品医薬品局）の審査官F.C.ケルシー女史がサリドマイドの毒性・副作

用に疑問を抱き、継続審査をしていたので、被害は治験段階の数名だけだった。その他の国の被害者の数は、イギリス201人、カナダ115人、スウェーデン107人、台湾38人となっている。

　サリドマイドは、分子の中に1カ所不斉炭素をもっており、R体とS体の鏡像異性体が存在している。市販のサリドマイドはR体とS体が1：1で混じったラセミ体として合成された。当時の技術ではR体とS体を分離することは難しく、ラセミ体で発売されたのである。後にR体は催眠・鎮静作用が、S体は催奇性があることが報告されている。現在では、技術が進みR体・S体を分離することも、不斉合成も可能になったが、効能のあるR体のみを使用しても、比較的速やかに生体内でラセミ化することがわかってきた。したがって、単純にR体には効果があり、S体は催奇性を現すという報告には疑問がもたれている。

　その後、サリドマイドが睡眠薬として用いられることはなくなったが、1965年にイスラエルの医師がハンセン病患者に鎮痛薬としてサリドマイドを処方したところ、ハンセン病特有の皮膚症状の改善がみられた。FDAは現在ハンセン病に伴う炎症の治療薬として認可している。また最近、サリドマイドは骨髄のがんである骨髄腫に有効であることがわかった。

（2）ス　モ　ン

　Subacute Myelo-Optico Neuropathy（SMON：亜急性脊髄視神経末梢神経障害）の頭文字をとって、「SMON」と名づけられた。1955年頃から、腸疾患治療中の患者に原因不明の神経炎症状や下半身麻痺が出始め、当初は神経性奇病とされた。1970年新潟大学の椿忠雄教授がスモンと整腸剤キノホルムの関係を公表して、初めて薬害と認定された。症状としては、下痢、腹痛などの消化器障害に続いて、下肢などの激しい知覚障害・激痛が発現する。キノホルムは、最初は傷の化膿止めとして使用され始めたが、1929年以降は腸内殺菌剤として、またアメーバ赤痢の特効薬として経口投与されるようになった。1955年頃から細菌性でない下痢にまで大量投与されるようになり、スモンの患者が多数出たとされている。

第7章　薬剤師と現代社会　185

　スモンとキノホルムとの因果関係は、①本薬剤が腸管より吸収されない安全な薬と考えられていたこと、②細菌性でない下痢にまで適用範囲が拡大され、大量投与されたこと、③乳化製剤にしたことにより腸管からの吸収が増えたこと、が指摘されており、1976年にはキノホルム中毒患者は11,127人に及んだ。

　これは、医薬品の適応範囲が広がり、大量に投与されたことと、乳化製剤にしたため、吸収が増えたことによる被害と考えられる。すなわち、医薬品が適正に使用されなかったために起こった薬害と考えられる。

（3）クロロキン網膜症
　クロロキン網膜症は1959年から1975年にかけて発生した。クロロキンはもともとマラリアの薬として開発され、日本では1955年に販売を開始した。その後慢性腎炎、妊娠腎、慢性関節リウマチ、全身性エリテマトーデス、てんかんなどの効能が次々と追加承認された。1959年に外国でクロロキン製剤の副作用によって、眼底黄斑が障害されて、網膜血管が狭細化して視野欠損を主症状とするクロロキン網膜症が報告された。日本でのクロロキン網膜症患者は1,000人以上に及んだ。

　この薬害が広がった理由としては、アメリカでの警告や報告があったにもかかわらず、厚生省情報を流さなかったこと、製造中止措置はとっても回収はしなかったこと、またマラリアだけでなく慢性腎炎や慢性関節リウマチなどにも適用が広げられ、大量に使用されたことなどが考えられる。

（4）ソリブジン事件（薬物相互作用による薬害）
　帯状疱疹治療薬であるソリブジンとフルオロウラシル系抗がん剤との薬物相互作用で死亡したという薬害である。フルオロウラシル系抗がん剤は術後の抗がん剤としてよく使用されている。帯状疱疹治療薬のソリブジン（これもウラシル類縁体である）は、代謝物がフルオロウラシルの代謝を阻害して副作用を強く出現させる。抗がん剤治療を受けていた患者が帯状疱疹にかかり、発売されて間もないソリブジンを処方された。その結果、ソリブジンが発売されて間もない1993年に日本で15人の死者を出す薬害を引き起こした。

図表7-10　ソリブジンとフルオロウラシル系抗がん剤との薬物相互作用のメカニズム

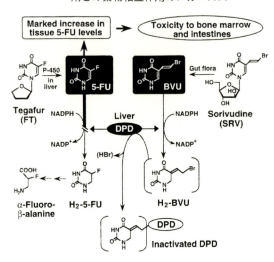

(5) 薬害エイズ事件

　1970年代後半から1980年代にかけて、主に血友病患者に加熱等でウイルスを不活化しなかった血液凝固因子製剤（非加熱製剤）の投与を行ったことが原因で、多くのＨＩＶ感染者やエイズ患者を生み出した薬害事件である。
　血液凝固因子製剤は、数百人の血液から必要な成分だけを取り出して作られる。この事件はエイズに感染した人の血液が混じっていたのを、加熱処理によってウイルスを不活化しないまま治療に使ったために起こった。

☞ 設　問

1）疾病構造の変化について述べよ。
2）薬剤経済学的分析法にどのような分析法があるか。
3）医療保険制度にどのような種類があるか。
4）医療法で薬局はどのように位置づけられているか。
5）疫学研究の研究デザインにはどのようなものがあるか。
6）薬害の発生原因には、どのようなものがあるか。

【参考文献・資料】

有馬康雄（2005）『「くすりの情報」の鍵』薬事日報社
医療保険制度研究会編（2005）「目で見る医療保険白書〔平成17年版〕」ぎょうせい
白神誠（2004）『薬剤経済学入門』エルゼビア・ジャパン
藤田利治・楠正監修、日本RAD-AR協議会編（2001）『薬剤疫学への第一歩―事例と方法』エルゼビア・ジャパン
日本薬剤師研修センター編（2002）『薬局薬剤師実務研修テキスト（上）〔第3版〕』薬事日報社
ローネ，バスキン：池田俊也・坂巻弘之監訳（2000）『実践 薬剤経済学』じほう
『厚生労働白書 平成19年度版』
厚生労働省『平成24年度 国民医療費の概況』
厚生労働省統計情報部「国民医療費の概況」webサイト（http://www.mhlw.go.jp/toukei/saikin/）
厚生労働省「我が国の医療保険について」webサイト（http://www.mhlw.go.jp/stf/seisakunitsuite/bunya/kenkou_iryou/iryouhoken/iryouhoken01/index.html）

資　料

薬剤師法（抄）

医薬品，医療機器等の品質，有効性及び安全性の確保等に関する法律（医薬品医療機器等法）（抄）

医療法（抄）

薬剤師倫理規定

薬剤師法（抄）
（昭和35・8・10法律第146号、最終改正平成26・6・13法律第69号）

第一章　総則

第1条（薬剤師の任務）　薬剤師は、調剤、医薬品の供給その他薬事衛生をつかさどることによって、公衆衛生の向上及び増進に寄与し、もつて国民の健康な生活を確保するものとする。

第四章　業務

第19条（調剤）　薬剤師でない者は、販売又は授与の目的で調剤してはならない。ただし、医師若しくは歯科医師が次に掲げる場合において自己の処方せんにより自ら調剤するとき、又は獣医師が自己の処方せんにより自ら調剤するときは、この限りでない。
一　患者又は現にその看護に当たつている者が特にその医師又は歯科医師から薬剤の交付を受けることを希望する旨を申し出た場合
二　医師法（昭和二十三年法律第二百一号）第二十二条　各号の場合又は歯科医師法（昭和二十三年法律第二百二号）第二十一条　各号の場合

第20条（名称の使用制限）　薬剤師でなければ、薬剤師又はこれにまぎらわしい名称を用いてはならない。

第21条（調剤の求めに応ずる義務）　調剤に従事する薬剤師は、調剤の求めがあつた場合には、正当な理由がなければ、これを拒んではならない。

第22条（調剤の場所）　薬剤師は、医療を受ける者の居宅等（居宅その他の厚生労働省令で定める場所をいう。）において医師又は歯科医師が交付した処方せんにより、当該居宅等において調剤の業務のうち厚生労働省令で定めるものを行う場合を除き、薬局以外の場所で、販売又は授与の目的で調剤してはならない。ただし、病院若しくは診療所又は飼育動物診療施設（獣医療法（平成四年法律第四十六号）第二条第二項に規定する診療施設をいい、往診のみによつて獣医師に飼育動物の診療業務を行わせる者の住所を含む。以下この条において同じ。）の調剤所において、その病院若しくは診療所又は飼育動物診療施設で診療に従事する医師若しくは歯科医師又は獣医師の処方せんによつて調剤する場合及び災害その他特殊の事由により薬剤師が薬局において調剤することができない場合その他の厚生労働省令で定める特別の事情がある場合は、この限りでない。

第23条（処方せんによる調剤）　①　薬剤師は、医師、歯科医師又は獣医師の処方せんによらなければ、販売又は授与の目的で調剤してはならない。
②　薬剤師は、処方せんに記載された医薬品につき、その処方せんを交付した医師、歯科医師又は獣医師の同意を得た場合を除くほか、これを変更して調剤してはならない。

第24条（処方せん中の疑義）　薬剤師は、処方せん中に疑わしい点があるときは、その処方せんを交付した医師、歯科医師又は獣医師に問い合わせて、その疑わしい点を確かめた後でなければ、これによつて調剤してはならない。

第25条（調剤された薬剤の表示）薬剤師は、

販売又は授与の目的で調剤した薬剤の容器又は被包に、処方せんに記載された患者の氏名、用法、用量その他厚生労働省令で定める事項を記載しなければならない。

第25条の2（情報の提供及び指導）　薬剤師は、調剤した薬剤の適正な使用のため、販売又は授与の目的で調剤したときは、患者又は現にその看護に当たつている者に対し、必要な情報を提供し、及び必要な薬学的知見に基づく指導を行わなければならない。

第26条（処方せんへの記入等）　薬剤師は、調剤したときは、その処方せんに、調剤済みの旨（その調剤によつて、当該処方せんが調剤済みとならなかつたときは、調剤量）、調剤年月日その他厚生労働省令で定める事項を記入し、かつ、記名押印し、又は署名しなければならない。

第27条（処方せんの保存）　薬局開設者は、当該薬局で調剤済みとなつた処方せんを、調剤済みとなつた日から三年間、保存しなければならない。

第28条（調剤録）　①　薬局開設者は、薬局に調剤録を備えなければならない。

②　薬剤師は、薬局で調剤したときは、調剤録に厚生労働省令で定める事項を記入しなければならない。ただし、その調剤により当該処方せんが調剤済みとなつたときは、この限りでない。

③　薬局開設者は、第一項の調剤録を、最終の記入の日から三年間、保存しなければならない。

第28条の2（薬剤師の氏名等の公表）　厚生労働大臣は、医療を受ける者その他国民による薬剤師の資格の確認及び医療に関する適切な選択に資するよう、薬剤師の氏名その他の政令で定める事項を公表するものとする。

第28条の3（事務の区分）　第八条第六項及び第十項前段、同条第十二項及び第十三項（これらの規定を第八条の二第五項において準用する場合を含む。）、第八条第七項において準用する行政手続法第十五条第一項及び第三項（同法第二十二条第三項において準用する場合を含む。）、第十六条第四項、第十八条第一項及び第三項、第十九条第一項、第二十条第六項並びに第二十四条第三項、第八条第十項後段において準用する同法第二十二条第三項において準用する同法第十五条第三項並びに第九条の規定により都道府県が処理することとされている事務は、地方自治法（昭和二十二年法律第六十七号）第二条第九項第一号に規定する第一号法定受託事務とする。

医薬品、医療機器等の品質、有効性及び安全性の確保等に関する法律（旧薬事法）（抄）
略称：医薬品医療機器等法
（昭和35・8・10法律第145号、最終改正平成26・11・27法律第122号）

第一章　総則

第1条（目的）　この法律は、医薬品、医薬部外品、化粧品、医療機器及び再生医療等製品（以下「医薬品等」という。）の品質、有効性及び安全性の確保並びにこれらの使用による保健衛生上の危害の発生及び拡大の防止のために必要な規制を行うとともに、指定薬物の規制に関する措置を講ずるほか、医療上特にその必要性が高い医薬

品、医療機器及び再生医療等製品の研究開発の促進のために必要な措置を講ずることにより、保健衛生の向上を図ることを目的とする。

第1条の2（国の責務）　国は、この法律の目的を達成するため、医薬品等の品質、有効性及び安全性の確保、これらの使用による保健衛生上の危害の発生及び拡大の防止その他の必要な施策を策定し、及び実施しなければならない。

第1条の3（都道府県等の責務）　都道府県、地域保健法（昭和二十二年法律第百一号）第五条第一項の政令で定める市（以下「保健所を設置する市」という。）及び特別区は、前条の施策に関し、国との適切な役割分担を踏まえて、当該地域の状況に応じた施策を策定し、及び実施しなければならない。

第1条の4（医薬品等関連事業者等の責務）　医薬品等の製造販売、製造（小分けを含む。以下同じ。）、販売、貸与若しくは修理を業として行う者、第四条第一項の許可を受けた者（以下「薬局開設者」という。）又は病院、診療所若しくは飼育動物診療施設（獣医療法（平成四年法律第四十六号）第二条第二項に規定する診療施設をいい、往診のみによつて獣医師に飼育動物の診療業務を行わせる者の住所を含む。以下同じ。）の開設者は、その相互間の情報交換を行うことその他の必要な措置を講ずることにより、医薬品等の品質、有効性及び安全性の確保並びにこれらの使用による保健衛生上の危害の発生及び拡大の防止に努めなければならない。

第1条の5（医薬関係者の責務）　医師、歯科医師、薬剤師、獣医師その他の医薬関係者は、医薬品等の有効性及び安全性その他これらの適正な使用に関する知識と理解を深めるとともに、これらの使用の対象者（動物への使用にあつては、その所有者又は管理者。第六十八条の四、第六十八条の七第三項及び第四項、第六十八条の二十一並びに第六十八条の二十二第三項及び第四項において同じ。）及びこれらを購入し、又は譲り受けようとする者に対し、これらの適正な使用に関する事項に関する正確かつ適切な情報の提供に努めなければならない。

第1条の6（国民の役割）　国民は、医薬品等を適正に使用するとともに、これらの有効性及び安全性に関する知識と理解を深めるよう努めなければならない。

第2条（定義）　① この法律で「医薬品」とは、次に掲げる物をいう。
一　日本薬局方に収められている物
二　人又は動物の疾病の診断、治療又は予防に使用されることが目的とされている物であつて、機械器具等（機械器具、歯科材料、医療用品、衛生用品並びにプログラム（電子計算機に対する指令であつて、一の結果を得ることができるように組み合わされたものをいう。以下同じ。）及びこれを記録した記録媒体をいう。以下同じ。）でないもの（医薬部外品及び再生医療等製品を除く。）
三　人又は動物の身体の構造又は機能に影響を及ぼすことが目的とされている物であつて、機械器具等でないもの（医薬部外品、化粧品及び再生医療等製品を除く。）

② この法律で「医薬部外品」とは、次に掲げる物であつて人体に対する作用が緩和なものをいう。
一　次のイからハまでに掲げる目的のために使用される物（これらの使用目的のほかに、併せて前項第二号又は第三号に規

定する目的のために使用される物を除く。）であつて機械器具等でないもの
　イ　吐きけその他の不快感又は口臭若しくは体臭の防止
　ロ　あせも、ただれ等の防止
　ハ　脱毛の防止、育毛又は除毛
二　人又は動物の保健のためにするねずみ、はえ、蚊、のみその他これらに類する生物の防除の目的のために使用される物（この使用目的のほかに、併せて前項第二号又は第三号に規定する目的のために使用される物を除く。）であつて機械器具等でないもの
三　前項第二号又は第三号に規定する目的のために使用される物（前二号に掲げる物を除く。）のうち、厚生労働大臣が指定するもの

③　この法律で「化粧品」とは、人の身体を清潔にし、美化し、魅力を増し、容貌を変え、又は皮膚若しくは毛髪を健やかに保つために、身体に塗擦、散布その他これらに類似する方法で使用されることが目的とされている物で、人体に対する作用が緩和なものをいう。ただし、これらの使用目的のほかに、第一項第二号又は第三号に規定する用途に使用されることも併せて目的とされている物及び医薬部外品を除く。

④　この法律で「医療機器」とは、人若しくは動物の疾病の診断、治療若しくは予防に使用されること、又は人若しくは動物の身体の構造若しくは機能に影響を及ぼすことが目的とされている機械器具等（再生医療等製品を除く。）であつて、政令で定めるものをいう。

⑤　この法律で「高度管理医療機器」とは、医療機器であつて、副作用又は機能の障害が生じた場合（適正な使用目的に従い適正に使用された場合に限る。次項及び第七項において同じ。）において人の生命及び健康に重大な影響を与えるおそれがあることからその適切な管理が必要なものとして、厚生労働大臣が薬事・食品衛生審議会の意見を聴いて指定するものをいう。

⑥　この法律で「管理医療機器」とは、高度管理医療機器以外の医療機器であつて、副作用又は機能の障害が生じた場合において人の生命及び健康に影響を与えるおそれがあることからその適切な管理が必要なものとして、厚生労働大臣が薬事・食品衛生審議会の意見を聴いて指定するものをいう。

⑦　この法律で「一般医療機器」とは、高度管理医療機器及び管理医療機器以外の医療機器であつて、副作用又は機能の障害が生じた場合においても、人の生命及び健康に影響を与えるおそれがほとんどないものとして、厚生労働大臣が薬事・食品衛生審議会の意見を聴いて指定するものをいう。

⑧　この法律で「特定保守管理医療機器」とは、医療機器のうち、保守点検、修理その他の管理に専門的な知識及び技能を必要とすることからその適正な管理が行われなければ疾病の診断、治療又は予防に重大な影響を与えるおそれがあるものとして、厚生労働大臣が薬事・食品衛生審議会の意見を聴いて指定するものをいう。

⑨　この法律で「再生医療等製品」とは、次に掲げる物（医薬部外品及び化粧品を除く。）であつて、政令で定めるものをいう。
一　次に掲げる医療又は獣医療に使用されることが目的とされている物のうち、人又は動物の細胞に培養その他の加工を施したもの
　イ　人又は動物の身体の構造又は機能の再建、修復又は形成
　ロ　人又は動物の疾病の治療又は予防
二　人又は動物の疾病の治療に使用される

ことが目的とされている物のうち、人又は動物の細胞に導入され、これらの体内で発現する遺伝子を含有させたもの
⑩　この法律で「生物由来製品」とは、人その他の生物（植物を除く。）に由来するものを原料又は材料として製造をされる医薬品、医薬部外品、化粧品又は医療機器のうち、保健衛生上特別の注意を要するものとして、厚生労働大臣が薬事・食品衛生審議会の意見を聴いて指定するものをいう。
⑪　この法律で「特定生物由来製品」とは、生物由来製品のうち、販売し、貸与し、又は授与した後において当該生物由来製品による保健衛生上の危害の発生又は拡大を防止するための措置を講ずることが必要なものであつて、厚生労働大臣が薬事・食品衛生審議会の意見を聴いて指定するものをいう。
⑫　この法律で「薬局」とは、薬剤師が販売又は授与の目的で調剤の業務を行う場所（その開設者が医薬品の販売業を併せ行う場合には、その販売業に必要な場所を含む。）をいう。ただし、病院若しくは診療所又は飼育動物診療施設の調剤所を除く。
⑬　この法律で「製造販売」とは、その製造（他に委託して製造をする場合を含み、他から委託を受けて製造をする場合を除く。以下「製造等」という。）をし、又は輸入をした医薬品（原薬たる医薬品を除く。）、医薬部外品、化粧品、医療機器若しくは再生医療等製品を、それぞれ販売し、貸与し、若しくは授与し、又は医療機器プログラム（医療機器のうちプログラムであるものをいう。以下同じ。）を電気通信回線を通じて提供することをいう。
⑭　この法律で「体外診断用医薬品」とは、専ら疾病の診断に使用されることが目的とされている医薬品のうち、人又は動物の身体に直接使用されることのないものをいう。
⑮　この法律で「指定薬物」とは、中枢神経系の興奮若しくは抑制又は幻覚の作用（当該作用の維持又は強化の作用を含む。以下「精神毒性」という。）を有する蓋然性が高く、かつ、人の身体に使用された場合に保健衛生上の危害が発生するおそれがある物（大麻取締法（昭和二十三年法律第百二十四号）に規定する大麻、覚せい剤取締法（昭和二十六年法律第二百五十二号）に規定する覚醒剤、麻薬及び向精神薬取締法（昭和二十八年法律第十四号）に規定する麻薬及び向精神薬並びにあへん法（昭和二十九年法律第七十一号）に規定するあへん及びけしがらを除く。）として、厚生労働大臣が薬事・食品衛生審議会の意見を聴いて指定するものをいう。
⑯　この法律で「希少疾病用医薬品」とは、第七十七条の二第一項の規定による指定を受けた医薬品を、「希少疾病用医療機器」とは、同項の規定による指定を受けた医療機器を、「希少疾病用再生医療等製品」とは、同項の規定による指定を受けた再生医療等製品をいう。
⑰　この法律で「治験」とは、第十四条第三項（同条第九項及び第十九条の二第五項において準用する場合を含む。）、第二十三条の二の五第三項（同条第十一項及び第二十三条の二の十七第五項において準用する場合を含む。）又は第二十三条の二十五第三項（同条第九項及び第二十三条の三十七第五項において準用する場合を含む。）の規定により提出すべき資料のうち臨床試験の試験成績に関する資料の収集を目的とする試験の実施をいう。
⑱　この法律にいう「物」には、プログラムを含むものとする。

第三章　薬　局

第4条（開設の許可）① 薬局は、その所在地の都道府県知事（その所在地が保健所を設置する市又は特別区の区域にある場合においては、市長又は区長。次項、第七条第三項及び第十条（第三十八条第一項において準用する場合を含む。）において同じ。）の許可を受けなければ、開設してはならない。

② 前項の許可を受けようとする者は、厚生労働省令で定めるところにより、次に掲げる事項を記載した申請書をその薬局の所在地の都道府県知事に提出しなければならない。
一　氏名又は名称及び住所並びに法人にあつては、その代表者の氏名
二　その薬局の名称及び所在地
三　その薬局の構造設備の概要
四　その薬局において調剤及び調剤された薬剤の販売又は授与の業務を行う体制の概要並びにその薬局において医薬品の販売業を併せ行う場合にあつては医薬品の販売又は授与の業務を行う体制の概要
五　法人にあつては、薬局開設者の業務を行う役員の氏名
六　その他厚生労働省令で定める事項

③ 前項の申請書には、次に掲げる書類を添付しなければならない。
一　その薬局の平面図
二　第七条第一項ただし書又は第二項の規定により薬局の管理者を指定してその薬局を実地に管理させる場合にあつては、その薬局の管理者の氏名及び住所を記載した書類
三　第一項の許可を受けようとする者及び前号の薬局の管理者以外にその薬局において薬事に関する実務に従事する薬剤師又は登録販売者を置く場合にあつては、その薬剤師又は登録販売者の氏名及び住所を記載した書類
四　その薬局において医薬品の販売業を併せ行う場合にあつては、次のイ及びロに掲げる書類
　イ　その薬局において販売し、又は授与する医薬品の薬局医薬品、要指導医薬品及び一般用医薬品に係る厚生労働省令で定める区分を記載した書類
　ロ　その薬局においてその薬局以外の場所にいる者に対して一般用医薬品を販売し、又は授与する場合にあつては、その者との間の通信手段その他の厚生労働省令で定める事項を記載した書類
五　その他厚生労働省令で定める書類

④ 第一項の許可は、六年ごとにその更新を受けなければ、その期間の経過によつて、その効力を失う。

⑤ この条において、次の各号に掲げる用語の意義は、当該各号に定めるところによる。
一　登録販売者　第三十六条の八第二項の登録を受けた者をいう。
二　薬局医薬品　要指導医薬品及び一般用医薬品以外の医薬品（専ら動物のために使用されることが目的とされているものを除く。）をいう。
三　要指導医薬品　次のイからニまでに掲げる医薬品（専ら動物のために使用されることが目的とされているものを除く。）のうち、その効能及び効果において人体に対する作用が著しくないものであつて、薬剤師その他の医薬関係者から提供された情報に基づく需要者の選択により使用されることが目的とされているものであり、かつ、その適正な使用のために薬剤師の対面による情報の提供及び薬学

的知見に基づく指導が行われることが必要なものとして、厚生労働大臣が薬事・食品衛生審議会の意見を聴いて指定するものをいう。
　イ　その製造販売の承認の申請に際して第十四条第八項に該当するとされた医薬品であつて、当該申請に係る承認を受けてから厚生労働省令で定める期間を経過しないもの
　ロ　その製造販売の承認の申請に際してイに掲げる医薬品と有効成分、分量、用法、用量、効能、効果等が同一性を有すると認められた医薬品であつて、当該申請に係る承認を受けてから厚生労働省令で定める期間を経過しないもの
　ハ　第四十四条第一項に規定する毒薬
　ニ　第四十四条第二項に規定する劇薬
四　一般用医薬品　医薬品のうち、その効能及び効果において人体に対する作用が著しくないものであつて、薬剤師その他の医薬関係者から提供された情報に基づく需要者の選択により使用されることが目的とされているもの（要指導医薬品を除く。）をいう。

第5条（許可の基準）　次の各号のいずれかに該当するときは、前条第一項の許可を与えないことができる。
一　その薬局の構造設備が、厚生労働省令で定める基準に適合しないとき。
二　その薬局において調剤及び調剤された薬剤の販売又は授与の業務を行う体制並びにその薬局において医薬品の販売業を併せ行う場合にあつては医薬品の販売又は授与の業務を行う体制が厚生労働省令で定める基準に適合しないとき。
三　申請者（申請者が法人であるときは、その業務を行う役員を含む。第十二条の二第三号、第十三条第四項第二号（同条第七項及び第十三条の三第三項において準用する場合を含む。）、第十九条の二第二項、第二十三条の二の二第三号、第二十三条の二の三第四項（第二十三条の二の四第二項において準用する場合を含む。）、第二十三条の二の十七第二項、第二十三条の二十一第三号、第二十三条の二十二第四項第二号（同条第七項及び第二十三条の二十四第三項において準用する場合を含む。）、第二十三条の三十七第二項、第二十六条第四項第三号、第三十条第二項第二号、第三十四条第二項第二号、第三十九条第三項第二号、第四十条の二第四項第二号（同条第六項において準用する場合を含む。）及び第四十条の五第三項第二号において同じ。）が、次のイからへまでのいずれかに該当するとき。
　イ　第七十五条第一項の規定により許可を取り消され、取消しの日から三年を経過していない者
　ロ　第七十五条の二第一項の規定により登録を取り消され、取消しの日から三年を経過していない者
　ハ　禁錮以上の刑に処せられ、その執行を終わり、又は執行を受けることがなくなつた後、三年を経過していない者
　ニ　イからハまでに該当する者を除くほか、この法律、麻薬及び向精神薬取締法、毒物及び劇物取締法（昭和二十五年法律第三百三号）その他薬事に関する法令で政令で定めるもの又はこれに基づく処分に違反し、その違反行為があつた日から二年を経過していない者
　ホ　成年被後見人又は麻薬、大麻、あへん若しくは覚醒剤の中毒者
　ヘ　心身の障害により薬局開設者の業務

を適正に行うことができない者として厚生労働省令で定めるもの

第6条（名称の使用制限）　医薬品を取り扱う場所であつて、第四条第一項の許可を受けた薬局（以下単に「薬局」という。）でないものには、薬局の名称を付してはならない。ただし、厚生労働省令で定める場所については、この限りでない。

第7条（薬局の管理）　① 薬局開設者が薬剤師（薬剤師法（昭和三十五年法律第百四十六号）第八条の二第一項の規定による厚生労働大臣の命令を受けた者にあつては、同条第二項の規定による登録を受けた者に限る。以下この項及び次項、第二十八条第二項、第三十一条の二第二項、第三十五条第一項並びに第四十五条において同じ。）であるときは、自らその薬局を実地に管理しなければならない。ただし、その薬局において薬事に関する実務に従事する他の薬剤師のうちから薬局の管理者を指定してその薬局を実地に管理させるときは、この限りでない。

② 薬局開設者が薬剤師でないときは、その薬局において薬事に関する実務に従事する薬剤師のうちから薬局の管理者を指定してその薬局を実地に管理させなければならない。

③ 薬局の管理者（第一項の規定により薬局を実地に管理する薬局開設者を含む。次条第一項において同じ。）は、その薬局以外の場所で業として薬局の管理その他薬事に関する実務に従事する者であつてはならない。ただし、その薬局の所在地の都道府県知事の許可を受けたときは、この限りでない。

第8条（管理者の義務）　① 薬局の管理者は、保健衛生上支障を生ずるおそれがないように、その薬局に勤務する薬剤師その他の従業者を監督し、その薬局の構造設備及び医薬品その他の物品を管理し、その他その薬局の業務につき、必要な注意をしなければならない。

② 薬局の管理者は、保健衛生上支障を生ずるおそれがないように、その薬局の業務につき、薬局開設者に対し必要な意見を述べなければならない。

第8条の2（薬局開設者による薬局に関する情報の提供等）　① 薬局開設者は、厚生労働省令で定めるところにより、医療を受ける者が薬局の選択を適切に行うために必要な情報として厚生労働省令で定める事項を当該薬局の所在地の都道府県知事に報告するとともに、当該事項を記載した書面を当該薬局において閲覧に供しなければならない。

② 薬局開設者は、前項の規定により報告した事項について変更が生じたときは、厚生労働省令で定めるところにより、速やかに、当該薬局の所在地の都道府県知事に報告するとともに、同項に規定する書面の記載を変更しなければならない。

③ 薬局開設者は、第一項の規定による書面の閲覧に代えて、厚生労働省令で定めるところにより、当該書面に記載すべき事項を電子情報処理組織を使用する方法その他の情報通信の技術を利用する方法であつて厚生労働省令で定めるものにより提供することができる。

④ 都道府県知事は、第一項又は第二項の規定による報告の内容を確認するために必要があると認めるときは、市町村その他の官公署に対し、当該都道府県の区域内に所在する薬局に関し必要な情報の提供を求めることができる。

⑤ 都道府県知事は、厚生労働省令で定めるところにより、第一項及び第二項の規定に

より報告された事項を公表しなければならない。

第9条（薬局開設者の遵守事項）① 厚生労働大臣は、厚生労働省令で、次に掲げる事項その他薬局の業務に関し薬局開設者が遵守すべき事項を定めることができる。
一　薬局における医薬品の試験検査その他の医薬品の管理の実施方法に関する事項
二　薬局における医薬品の販売又は授与の実施方法（その薬局においてその薬局以外の場所にいる者に対して一般用医薬品（第四条第五項第四号に規定する一般用医薬品をいう。以下同じ。）を販売し、又は授与する場合におけるその者との間の通信手段に応じた当該実施方法を含む。）に関する事項
② 薬局開設者は、第七条第一項ただし書又は第二項の規定によりその薬局の管理者を指定したときは、第八条第二項の規定による薬局の管理者の意見を尊重しなければならない。

第9条の2（調剤された薬剤の販売に従事する者）薬局開設者は、厚生労働省令で定めるところにより、医師又は歯科医師から交付された処方箋により調剤された薬剤につき、薬剤師に販売させ、又は授与させなければならない。

第9条の3（調剤された薬剤に関する情報提供及び指導等）① 薬局開設者は、医師又は歯科医師から交付された処方箋により調剤された薬剤の適正な使用のため、当該薬剤を販売し、又は授与する場合には、厚生労働省令で定めるところにより、その薬局において薬剤の販売又は授与に従事する薬剤師に、対面により、厚生労働省令で定める事項を記載した書面（当該事項が電磁的記録（電子的方式、磁気的方式その他人の知覚によつては認識することができない方式で作られる記録であつて、電子計算機による情報処理の用に供されるものをいう。以下第三十六条の十までにおいて同じ。）に記録されているときは、当該電磁的記録に記録された事項を厚生労働省令で定める方法により表示したものを含む。）を用いて必要な情報を提供させ、及び必要な薬学的知見に基づく指導を行わせなければならない。
② 薬局開設者は、前項の規定による情報の提供及び指導を行わせるに当たつては、当該薬剤師に、あらかじめ、当該薬剤を使用しようとする者の年齢、他の薬剤又は医薬品の使用の状況その他の厚生労働省令で定める事項を確認させなければならない。
③ 薬局開設者は、第一項に規定する場合において、同項の規定による情報の提供又は指導ができないとき、その他同項に規定する薬剤の適正な使用を確保することができないと認められるときは、当該薬剤を販売し、又は授与してはならない。
④ 薬局開設者は、医師又は歯科医師から交付された処方箋により調剤された薬剤の適正使用のため、当該薬剤を購入し、若しくは譲り受けようとする者又は当該薬局開設者から当該薬剤を購入し、若しくは譲り受けた者から相談があつた場合には、厚生労働省令で定めるところにより、その薬局において薬剤の販売又は授与に従事する薬剤師に、必要な情報を提供させ、又は必要な薬学的知見に基づく指導を行わせなければならない。

第9条の4（薬局における掲示）薬局開設者は、厚生労働省令で定めるところにより、当該薬局を利用するために必要な情報であつて厚生労働省令で定める事項を、当該薬局の見やすい場所に掲示しなければならない。

第10条（休廃止等の届出）① 薬局開設者は、その薬局を廃止し、休止し、若しくは休止した薬局を再開したとき、又はその薬局の管理者その他厚生労働省令で定める事項を変更したときは、三十日以内に、厚生労働省令で定めるところにより、その薬局の所在地の都道府県知事にその旨を届け出なければならない。

② 薬局開設者は、その薬局の名称その他厚生労働省令で定める事項を変更しようとするときは、あらかじめ、厚生労働省令で定めるところにより、その薬局の所在地の都道府県知事にその旨を届け出なければならない。

第11条（政令への委任）この章に定めるもののほか、薬局の開設の許可、許可の更新、管理その他薬局に関し必要な事項は、政令で定める。

第七章　医薬品、医療機器及び再生医療等製品の販売業等

第一節　医薬品の販売業

第24条（医薬品の販売業の許可）① 薬局開設者又は医薬品の販売業の許可を受けた者でなければ、業として、医薬品を販売し、授与し、又は販売若しくは授与の目的で貯蔵し、若しくは陳列（配置することを含む。以下同じ。）してはならない。ただし、医薬品の製造販売業者がその製造等をし、又は輸入した医薬品を薬局開設者又は医薬品の製造販売業者、製造業者若しくは販売業者に、医薬品の製造業者がその製造した医薬品を医薬品の製造販売業者又は製造業者に、それぞれ販売し、授与し、又はその販売若しくは授与の目的で貯蔵し、若しくは陳列するときは、この限りでない。

② 前項の許可は、六年ごとにその更新を受けなければ、その期間の経過によつて、その効力を失う。

第25条（医薬品の販売業の許可の種類）医薬品の販売業の許可は、次の各号に掲げる区分に応じ、当該各号に定める業務について行う。

一　店舗販売業の許可　要指導医薬品（第四条第五項第三号に規定する要指導医薬品をいう。以下同じ。）又は一般用医薬品を、店舗において販売し、又は授与する業務

二　配置販売業の許可　一般用医薬品を、配置により販売し、又は授与する業務

三　卸売販売業の許可　医薬品を、薬局開設者、医薬品の製造販売業者、製造業者若しくは販売業者又は病院、診療所若しくは飼育動物診療施設の開設者その他厚生労働省令で定める者（第三十四条第三項において「薬局開設者等」という。）に対し、販売し、又は授与する業務

第26条（店舗販売業の許可）① 店舗販売業の許可は、店舗ごとに、その店舗の所在地の都道府県知事（その店舗の所在地が保健所を設置する市又は特別区の区域にある場合においては、市長又は区長。次項及び第二十八条第三項において同じ。）が与える。

② 前項の許可を受けようとする者は、厚生労働省令で定めるところにより、次に掲げる事項を記載した申請書をその店舗の所在地の都道府県知事に提出しなければならない。

一　氏名又は名称及び住所並びに法人にあつては、その代表者の氏名

二　その店舗の名称及び所在地

三　その店舗の構造設備の概要

四　その店舗において医薬品の販売又は授与の業務を行う体制の概要

五　法人にあつては、店舗販売業者（店舗

販売業の許可を受けた者をいう。以下同じ。）の業務を行う役員の氏名
六　その他厚生労働省令で定める事項
③　前項の申請書には、次に掲げる書類を添付しなければならない。
一　その店舗の平面図
二　第二十八条第一項の規定によりその店舗をその指定する者に実地に管理させる場合にあつては、その指定する者の氏名及び住所を記載した書類
三　第一項の許可を受けようとする者及び前号の者以外にその店舗において薬事に関する実務に従事する薬剤師又は登録販売者（第四条第五項第一号に規定する登録販売者をいう。以下同じ。）を置く場合にあつては、その薬剤師又は登録販売者の氏名及び住所を記載した書類
四　その店舗において販売し、又は授与する医薬品の要指導医薬品及び一般用医薬品に係る厚生労働省令で定める区分を記載した書類
五　その店舗においてその店舗以外の場所にいる者に対して一般用医薬品を販売し、又は授与する場合にあつては、その者との間の通信手段その他の厚生労働省令で定める事項を記載した書類
六　その他厚生労働省令で定める書類
④　次の各号のいずれかに該当するときは、第一項の許可を与えないことができる。
一　その店舗の構造設備が、厚生労働省令で定める基準に適合しないとき。
二　薬剤師又は登録販売者を置くことその他その店舗において医薬品の販売又は授与の業務を行う体制が適切に医薬品を販売し、又は授与するために必要な基準として厚生労働省令で定めるものに適合しないとき。
三　申請者が、第五条第三号イからへまでのいずれかに該当するとき。

第27条（店舗販売品目）　店舗販売業者は、薬局医薬品（第四条第五項第二号に規定する薬局医薬品をいう。以下同じ。）を販売し、授与し、又は販売若しくは授与の目的で貯蔵し、若しくは陳列してはならない。

第28条（店舗の管理）　①　店舗販売業者は、その店舗を、自ら実地に管理し、又はその指定する者に実地に管理させなければならない。
②　前項の規定により店舗を実地に管理する者（以下「店舗管理者」という。）は、厚生労働省令で定めるところにより、薬剤師又は登録販売者でなければならない。
③　店舗管理者は、その店舗以外の場所で業として店舗の管理その他薬事に関する実務に従事する者であつてはならない。ただし、その店舗の所在地の都道府県知事の許可を受けたときは、この限りでない。

第29条（店舗管理者の義務）　①　店舗管理者は、保健衛生上支障を生ずるおそれがないように、その店舗に勤務する薬剤師、登録販売者その他の従業者を監督し、その店舗の構造設備及び医薬品その他の物品を管理し、その他その店舗の業務につき、必要な注意をしなければならない。
②　店舗管理者は、保健衛生上支障を生ずるおそれがないように、その店舗の業務につき、店舗販売業者に対し必要な意見を述べなければならない。

第29条の2（店舗販売業者の遵守事項）　①　厚生労働大臣は、厚生労働省令で、次に掲げる事項その他店舗の業務に関し店舗販売業者が遵守すべき事項を定めることができる。
一　店舗における医薬品の管理の実施方法に関する事項
二　店舗における医薬品の販売又は授与の

実施方法(その店舗においてその店舗以外の場所にいる者に対して一般用医薬品を販売し、又は授与する場合におけるその者との間の通信手段に応じた当該実施方法を含む。)に関する事項
② 店舗販売業者は、第二十八条第一項の規定により店舗管理者を指定したときは、前条第二項の規定による店舗管理者の意見を尊重しなければならない。

第29条の3(店舗における掲示) 店舗販売業者は、厚生労働省令で定めるところにより、当該店舗を利用するために必要な情報であつて厚生労働省令で定める事項を、当該店舗の見やすい場所に掲示しなければならない。

第30条(配置販売業の許可) ① 配置販売業の許可は、配置しようとする区域をその区域に含む都道府県ごとに、その都道府県知事が与える。
② 次の各号のいずれかに該当するときは、前項の許可を与えないことができる。
一 薬剤師又は登録販売者が配置することその他当該都道府県の区域において医薬品の配置販売を行う体制が適切に医薬品を配置販売するために必要な基準として厚生労働省令で定めるものに適合しないとき。
二 申請者が、第五条第三号イからへまでのいずれかに該当するとき。

第31条(配置販売品目) 配置販売業の許可を受けた者(以下「配置販売業者」という。)は、一般用医薬品のうち経年変化が起こりにくいことその他の厚生労働大臣の定める基準に適合するもの以外の医薬品を販売し、授与し、又は販売若しくは授与の目的で貯蔵し、若しくは陳列してはならない。

第31条の2(都道府県ごとの区域の管理)
① 配置販売業者は、その業務に係る都道府県の区域を、自ら管理し、又は当該都道府県の区域内において配置販売に従事する配置員のうちから指定したものに管理させなければならない。
② 前項の規定により都道府県の区域を管理する者(以下「区域管理者」という。)は、厚生労働省令で定めるところにより、薬剤師又は登録販売者でなければならない。

第31条の3(区域管理者の義務) ① 区域管理者は、保健衛生上支障を生ずるおそれがないように、その業務に関し配置員を監督し、医薬品その他の物品を管理し、その他その区域の業務につき、必要な注意をしなければならない。
② 区域管理者は、保健衛生上支障を生ずるおそれがないように、その区域の業務につき、配置販売業者に対し必要な意見を述べなければならない。

第31条の4(配置販売業者の遵守事項) ① 厚生労働大臣は、厚生労働省令で、配置販売の業務に関する記録方法その他配置販売の業務に関し配置販売業者が遵守すべき事項を定めることができる。
② 配置販売業者は、第三十一条の二第一項の規定により区域管理者を指定したときは、前条第二項の規定による区域管理者の意見を尊重しなければならない。

第32条(配置従事の届出) 配置販売業者又はその配置員は、医薬品の配置販売に従事しようとするときは、その氏名、配置販売に従事しようとする区域その他厚生労働省令で定める事項を、あらかじめ、配置販売に従事しようとする区域の都道府県知事に届け出なければならない。

第33条(配置従事者の身分証明書) ① 配置販売業者又はその配置員は、その住所地の都道府県知事が発行する身分証明書の交

付を受け、かつ、これを携帯しなければ、医薬品の配置販売に従事してはならない。
② 前項の身分証明書に関し必要な事項は、厚生労働省令で定める。

第34条（卸売販売業の許可） ① 卸売販売業の許可は、営業所ごとに、その営業所の所在地の都道府県知事が与える。
② 次の各号のいずれかに該当するときは、前項の許可を与えないことができる。
　一 その営業所の構造設備が、厚生労働省令で定める基準に適合しないとき。
　二 申請者が、第五条第三号イからへまでのいずれかに該当するとき。
③ 卸売販売業の許可を受けた者（以下「卸売販売業者」という。）は、当該許可に係る営業所については、業として、医薬品を、薬局開設者等以外の者に対し、販売し、又は授与してはならない。

第35条（営業所の管理） ① 卸売販売業者は、営業所ごとに、薬剤師を置き、その営業所を管理させなければならない。ただし、卸売販売業者が薬剤師の場合であつて、自らその営業所を管理するときは、この限りでない。
② 卸売販売業者が、薬剤師による管理を必要としない医薬品として厚生労働省令で定めるもののみを販売又は授与する場合には、前項の規定にかかわらず、その営業所を管理する者（以下「医薬品営業所管理者」という。）は、薬剤師又は薬剤師以外の者であつて当該医薬品の品目に応じて厚生労働省令で定めるものでなければならない。
③ 医薬品営業所管理者は、その営業所以外の場所で業として営業所の管理その他薬事に関する実務に従事する者であつてはならない。ただし、その営業所の所在地の都道府県知事の許可を受けたときは、この限りでない。

第36条（医薬品営業所管理者の義務） ① 医薬品営業所管理者は、保健衛生上支障を生ずるおそれがないように、その営業所に勤務する薬剤師その他の従業者を監督し、その営業所の構造設備及び医薬品その他の物品を管理し、その他その営業所の業務につき、必要な注意をしなければならない。
② 医薬品営業所管理者は、保健衛生上支障を生ずるおそれがないように、その営業所の業務につき、卸売販売業者に対し必要な意見を述べなければならない。

第36条の2（卸売販売業者の遵守事項） ① 厚生労働大臣は、厚生労働省令で、営業所における医薬品の試験検査の実施方法その他営業所の業務に関し卸売販売業者が遵守すべき事項を定めることができる。
② 卸売販売業者は、第三十五条第一項又は第二項の規定により医薬品営業所管理者を置いたときは、前条第二項の規定による医薬品営業所管理者の意見を尊重しなければならない。

第36条の3（薬局医薬品の販売に従事する者等） ① 薬局開設者は、厚生労働省令で定めるところにより、薬局医薬品につき、薬剤師に販売させ、又は授与させなければならない。
② 薬局開設者は、薬局医薬品を使用しようとする者以外の者に対して、正当な理由なく、薬局医薬品を販売し、又は授与してはならない。ただし、薬剤師、薬局開設者、医薬品の製造販売業者、製造業者若しくは販売業者、医師、歯科医師若しくは獣医師又は病院、診療所若しくは飼育動物診療施設の開設者（以下「薬剤師等」という。）に販売し、又は授与するときは、この限りでない。

第36条の4（薬局医薬品に関する情報提供及

び指導等）　① 薬局開設者は、薬局医薬品の適正な使用のため、薬局医薬品を販売し、又は授与する場合には、厚生労働省令で定めるところにより、その薬局において医薬品の販売又は授与に従事する薬剤師に、対面により、厚生労働省令で定める事項を記載した書面（当該事項が電磁的記録に記録されているときは、当該電磁的記録に記録された事項を厚生労働省令で定める方法により表示したものを含む。）を用いて必要な情報を提供させ、及び必要な薬学的知見に基づく指導を行わせなければならない。ただし、薬剤師等に販売し、又は授与するときは、この限りでない。
② 薬局開設者は、前項の規定による情報の提供及び指導を行わせるに当たつては、当該薬剤師に、あらかじめ、薬局医薬品を使用しようとする者の年齢、他の薬剤又は医薬品の使用の状況その他の厚生労働省令で定める事項を確認させなければならない。
③ 薬局開設者は、第一項本文に規定する場合において、同項の規定による情報の提供又は指導ができないとき、その他薬局医薬品の適正な使用を確保することができないと認められるときは、薬局医薬品を販売し、又は授与してはならない。
④ 薬局開設者は、薬局医薬品の適正な使用のため、その薬局において薬局医薬品を購入し、若しくは譲り受けようとする者又はその薬局において薬局医薬品を購入し、若しくは譲り受けた者若しくはこれらの者によつて購入され、若しくは譲り受けられた薬局医薬品を使用する者から相談があつた場合には、厚生労働省令で定めるところにより、その薬局において医薬品の販売又は授与に従事する薬剤師に、必要な情報を提供させ、又は必要な薬学的知見に基づく指導を行わせなければならない。

第36条の5　（要指導医薬品の販売に従事する者等）　① 薬局開設者又は店舗販売業者は、厚生労働省令で定めるところにより、要指導医薬品につき、薬剤師に販売させ、又は授与させなければならない。
② 薬局開設者又は店舗販売業者は、要指導医薬品を使用しようとする者以外の者に対して、正当な理由なく、要指導医薬品を販売し、又は授与してはならない。ただし、薬剤師等に販売し、又は授与するときは、この限りでない。

第36条の6　（要指導医薬品に関する情報提供及び指導等）　① 薬局開設者又は店舗販売業者は、要指導医薬品の適正な使用のため、要指導医薬品を販売し、又は授与する場合には、厚生労働省令で定めるところにより、その薬局又は店舗において医薬品の販売又は授与に従事する薬剤師に、対面により、厚生労働省令で定める事項を記載した書面（当該事項が電磁的記録に記録されているときは、当該電磁的記録に記録された事項を厚生労働省令で定める方法により表示したものを含む。）を用いて必要な情報を提供させ、及び必要な薬学的知見に基づく指導を行わせなければならない。ただし、薬剤師等に販売し、又は授与するときは、この限りでない。
② 薬局開設者又は店舗販売業者は、前項の規定による情報の提供及び指導を行わせるに当たつては、当該薬剤師に、あらかじめ、要指導医薬品を使用しようとする者の年齢、他の薬剤又は医薬品の使用の状況その他の厚生労働省令で定める事項を確認させなければならない。
③ 薬局開設者又は店舗販売業者は、第一項本文に規定する場合において、同項の規定による情報の提供又は指導ができないとき、その他要指導医薬品の適正な使用を確

保することができないと認められるときは、要指導医薬品を販売し、又は授与してはならない。
④ 薬局開設者又は店舗販売業者は、要指導医薬品の適正な使用のため、その薬局若しくは店舗において要指導医薬品を購入し、若しくは譲り受けようとする者又はその薬局若しくは店舗において要指導医薬品を購入し、若しくは譲り受けた者若しくはこれらの者によつて購入され、若しくは譲り受けられた要指導医薬品を使用する者から相談があつた場合には、厚生労働省令で定めるところにより、その薬局又は店舗において医薬品の販売又は授与に従事する薬剤師に、必要な情報を提供させ、又は必要な薬学的知見に基づく指導を行わせなければならない。

第36条の7（一般用医薬品の区分） ① 一般用医薬品（専ら動物のために使用されることが目的とされているものを除く。）は、次のように区分する。
　一　第一類医薬品　その副作用等により日常生活に支障を来す程度の健康被害が生ずるおそれがある医薬品のうちその使用に関し特に注意が必要なものとして厚生労働大臣が指定するもの及びその製造販売の承認の申請に際して第十四条第八項に該当するとされた医薬品であつて当該申請に係る承認を受けてから厚生労働省令で定める期間を経過しないもの
　二　第二類医薬品　その副作用等により日常生活に支障を来す程度の健康被害が生ずるおそれがある医薬品（第一類医薬品を除く。）であつて厚生労働大臣が指定するもの
　三　第三類医薬品　第一類医薬品及び第二類医薬品以外の一般用医薬品
② 厚生労働大臣は、前項第一号及び第二号の規定による指定に資するよう医薬品に関する情報の収集に努めるとともに、必要に応じてこれらの指定を変更しなければならない。
③ 厚生労働大臣は、第一項第一号又は第二号の規定による指定をし、又は変更しようとするときは、薬事・食品衛生審議会の意見を聴かなければならない。

第36条の8（資質の確認） ① 都道府県知事は、一般用医薬品の販売又は授与に従事しようとする者がそれに必要な資質を有することを確認するために、厚生労働省令で定めるところにより試験を行う。
② 前項の試験に合格した者又は第二類医薬品及び第三類医薬品の販売若しくは授与に従事するために必要な資質を有する者として政令で定める基準に該当する者であつて、医薬品の販売又は授与に従事しようとするものは、都道府県知事の登録を受けなければならない。
③ 第五条第三号イからへまでのいずれかに該当する者は、前項の登録を受けることができない。
④ 第二項の登録又はその消除その他必要な事項は、厚生労働省令で定める。

第36条の9（一般用医薬品の販売に従事する者） 薬局開設者、店舗販売業者又は配置販売業者は、厚生労働省令で定めるところにより、一般用医薬品につき、次の各号に掲げる区分に応じ、当該各号に定める者に販売させ、又は授与させなければならない。
　一　第一類医薬品　薬剤師
　二　第二類医薬品及び第三類医薬品　薬剤師又は登録販売者

第36条の10（一般用医薬品に関する情報提供等） ① 薬局開設者又は店舗販売業者は、第一類医薬品の適正な使用のため、第

一類医薬品を販売し、又は授与する場合には、厚生労働省令で定めるところにより、その薬局又は店舗において医薬品の販売又は授与に従事する薬剤師に、厚生労働省令で定める事項を記載した書面（当該事項が電磁的記録に記録されているときは、当該電磁的記録に記録された事項を厚生労働省令で定める方法により表示したものを含む。）を用いて必要な情報を提供させなければならない。ただし、薬剤師等に販売し、又は授与するときは、この限りでない。

② 薬局開設者又は店舗販売業者は、前項の規定による情報の提供を行わせるに当たつては、当該薬剤師に、あらかじめ、第一類医薬品を使用しようとする者の年齢、他の薬剤又は医薬品の使用の状況その他の厚生労働省令で定める事項を確認させなければならない。

③ 薬局開設者又は店舗販売業者は、第二類医薬品の適正な使用のため、第二類医薬品を販売し、又は授与する場合には、厚生労働省令で定めるところにより、その薬局又は店舗において医薬品の販売又は授与に従事する薬剤師又は登録販売者に、必要な情報を提供させるよう努めなければならない。ただし、薬剤師等に販売し、又は授与するときは、この限りでない。

④ 薬局開設者又は店舗販売業者は、前項の規定による情報の提供を行わせるに当たつては、当該薬剤師又は登録販売者に、あらかじめ、第二類医薬品を使用しようとする者の年齢、他の薬剤又は医薬品の使用の状況その他の厚生労働省令で定める事項を確認させるよう努めなければならない。

⑤ 薬局開設者又は店舗販売業者は、一般用医薬品の適正な使用のため、その薬局若しくは店舗において一般用医薬品を購入し、若しくは譲り受けようとする者又はその薬局若しくは店舗において一般用医薬品を購入し、若しくは譲り受けた者若しくはこれらの者によつて購入され、若しくは譲り受けられた一般用医薬品を使用する者から相談があつた場合には、厚生労働省令で定めるところにより、その薬局又は店舗において医薬品の販売又は授与に従事する薬剤師又は登録販売者に、必要な情報を提供させなければならない。

⑥ 第一項の規定は、第一類医薬品を購入し、又は譲り受ける者から説明を要しない旨の意思の表明があつた場合（第一類医薬品が適正に使用されると認められる場合に限る。）には、適用しない。

⑦ 配置販売業者については、前各項（第一項ただし書及び第三項ただし書を除く。）の規定を準用する。この場合において、第一項本文及び第三項本文中「販売し、又は授与する場合」とあるのは「配置する場合」と、「薬局又は店舗」とあるのは「業務に係る都道府県の区域」と、「医薬品の販売又は授与」とあるのは「医薬品の配置販売」と、第五項中「その薬局若しくは店舗において一般用医薬品を購入し、若しくは譲り受けようとする者又はその薬局若しくは店舗において一般用医薬品を購入し、若しくは譲り受けた者若しくはこれらの者によつて購入され、若しくは譲り受けられた一般用医薬品を使用する者」とあるのは「配置販売によつて一般用医薬品を購入し、若しくは譲り受けようとする者又は配置した一般用医薬品を使用する者」と、「薬局又は店舗」とあるのは「業務に係る都道府県の区域」と、「医薬品の販売又は授与」とあるのは「医薬品の配置販売」と読み替えるものとする。

第37条（販売方法等の制限） ① 薬局開設

者又は店舗販売業者は店舗による販売又は授与以外の方法により、配置販売業者は配置以外の方法により、それぞれ医薬品を販売し、授与し、又はその販売若しくは授与の目的で医薬品を貯蔵し、若しくは陳列してはならない。
② 配置販売業者は、医薬品の直接の容器又は直接の被包（内袋を含まない。第五十四条及び第五十七条第一項を除き、以下同じ。）を開き、その医薬品を分割販売してはならない。

第38条（準用）① 店舗販売業については、第十条及び第十一条の規定を準用する。
② 配置販売業及び卸売販売業については、第十条第一項及び第十一条の規定を準用する。

第九章　医薬品等の取扱い

第一節　毒薬及び劇薬の取扱い

第44条（表示）① 毒性が強いものとして厚生労働大臣が薬事・食品衛生審議会の意見を聴いて指定する医薬品（以下「毒薬」という。）は、その直接の容器又は直接の被包に、黒地に白枠、白字をもつて、その品名及び「毒」の文字が記載されていなければならない。
② 劇性が強いものとして厚生労働大臣が薬事・食品衛生審議会の意見を聴いて指定する医薬品（以下「劇薬」という。）は、その直接の容器又は直接の被包に、白地に赤枠、赤字をもつて、その品名及び「劇」の文字が記載されていなければならない。
③ 前二項の規定に触れる毒薬又は劇薬は、販売し、授与し、又は販売若しくは授与の目的で貯蔵し、若しくは陳列してはならない。

第45条（開封販売等の制限）　店舗管理者が薬剤師である店舗販売業者及び医薬品営業所管理者が薬剤師である卸売販売業者以外の医薬品の販売業者は、第五十八条の規定によつて施された封を開いて、毒薬又は劇薬を販売し、授与し、又は販売若しくは授与の目的で貯蔵し、若しくは陳列してはならない。

第46条（譲渡手続）① 薬局開設者又は医薬品の製造販売業者、製造業者若しくは販売業者（第三項及び第四項において「薬局開設者等」という。）は、毒薬又は劇薬については、譲受人から、その品名、数量、使用の目的、譲渡の年月日並びに譲受人の氏名、住所及び職業が記載され、厚生労働省令で定めるところにより作成された文書の交付を受けなければ、これを販売し、又は授与してはならない。
② 薬剤師等に対して、その身分に関する公務所の証明書の提示を受けて毒薬又は劇薬を販売し、又は授与するときは、前項の規定を適用しない。薬剤師等であつて常時取引関係を有するものに販売し、又は授与するときも、同様とする。
③ 第一項の薬局開設者等は、同項の規定による文書の交付に代えて、政令で定めるところにより、当該譲受人の承諾を得て、当該文書に記載すべき事項について電子情報処理組織を使用する方法その他の情報通信の技術を利用する方法であつて厚生労働省令で定めるものにより提供を受けることができる。この場合において、当該薬局開設者等は、当該文書の交付を受けたものとみなす。
④ 第一項の文書及び前項前段に規定する方法が行われる場合に当該方法において作られる電磁的記録（電子的方式、磁気的方式その他人の知覚によつては認識することができない方式で作られる記録であつて電子

計算機による情報処理の用に供されるものとして厚生労働省令で定めるものをいう。)は、当該交付又は提供を受けた薬局開設者等において、当該毒薬又は劇薬の譲渡の日から二年間、保存しなければならない。

第47条(交付の制限) 毒薬又は劇薬は、十四歳未満の者その他安全な取扱いをすることについて不安があると認められる者には、交付してはならない。

第48条(貯蔵及び陳列) ① 業務上毒薬又は劇薬を取り扱う者は、これを他の物と区別して、貯蔵し、又は陳列しなければならない。

② 前項の場合において、毒薬を貯蔵し、又は陳列する場所には、かぎを施さなければならない。

　　　　第二節　医薬品の取扱い

第49条(処方箋医薬品の販売) ① 薬局開設者又は医薬品の販売業者は、医師、歯科医師又は獣医師から処方箋の交付を受けた者以外の者に対して、正当な理由なく、厚生労働大臣の指定する医薬品を販売し、又は授与してはならない。ただし、薬剤師等に販売し、又は授与するときは、この限りでない。

② 薬局開設者又は医薬品の販売業者は、その薬局又は店舗に帳簿を備え、医師、歯科医師又は獣医師から処方箋の交付を受けた者に対して前項に規定する医薬品を販売し、又は授与したときは、厚生労働省令の定めるところにより、その医薬品の販売又は授与に関する事項を記載しなければならない。

③ 薬局開設者又は医薬品の販売業者は、前項の帳簿を、最終の記載の日から二年間、保存しなければならない。

第50条(直接の容器等の記載事項) 医薬品は、その直接の容器又は直接の被包に、次に掲げる事項が記載されていなければならない。ただし、厚生労働省令で別段の定めをしたときは、この限りでない。

一　製造販売業者の氏名又は名称及び住所

二　名称(日本薬局方に収められている医薬品にあつては日本薬局方において定められた名称、その他の医薬品で一般的名称があるものにあつてはその一般的名称)

三　製造番号又は製造記号

四　重量、容量又は個数等の内容量

五　日本薬局方に収められている医薬品にあつては、「日本薬局方」の文字及び日本薬局方において直接の容器又は直接の被包に記載するように定められた事項

六　要指導医薬品にあつては、厚生労働省令で定める事項

七　一般用医薬品にあつては、第三十六条の七第一項に規定する区分ごとに、厚生労働省令で定める事項

八　第四十一条第三項の規定によりその基準が定められた体外診断用医薬品にあつては、その基準において直接の容器又は直接の被包に記載するように定められた事項

九　第四十二条第一項の規定によりその基準が定められた医薬品にあつては、貯法、有効期間その他その基準において直接の容器又は直接の被包に記載するように定められた事項

十　日本薬局方に収められていない医薬品にあつては、その有効成分の名称(一般的名称があるものにあつては、その一般的名称)及びその分量(有効成分が不明のものにあつては、その本質及び製造方法の要旨)

十一　習慣性があるものとして厚生労働大臣の指定する医薬品にあつては、「注意

一習慣性あり」の文字
　十二　前条第一項の規定により厚生労働大臣の指定する医薬品にあつては、「注意―医師等の処方箋により使用すること」の文字
　十三　厚生労働大臣が指定する医薬品にあつては、「注意―人体に使用しないこと」の文字
　十四　厚生労働大臣の指定する医薬品にあつては、その使用の期限
　十五　前各号に掲げるもののほか、厚生労働省令で定める事項

第51条　医薬品の直接の容器又は直接の被包が小売のために包装されている場合において、その直接の容器又は直接の被包に記載された第四十四条第一項若しくは第二項又は前条各号に規定する事項が外部の容器又は外部の被包を透かして容易に見ることができないときは、その外部の容器又は外部の被包にも、同様の事項が記載されていなければならない。

第52条　（添付文書等の記載事項）①　医薬品は、これに添付する文書又はその容器若しくは被包（以下この条において「添付文書等」という。）に、当該医薬品に関する最新の論文その他により得られた知見に基づき、次に掲げる事項（次項及び次条において「添付文書等記載事項」という。）が記載されていなければならない。ただし、厚生労働省令で別段の定めをしたときは、この限りでない。
　一　用法、用量その他使用及び取扱い上の必要な注意
　二　日本薬局方に収められている医薬品にあつては、日本薬局方において添付文書等に記載するように定められた事項
　三　第四十一条第三項の規定によりその基準が定められた体外診断用医薬品にあつては、その基準において添付文書等に記載するように定められた事項
　四　第四十二条第一項の規定によりその基準が定められた医薬品にあつては、その基準において添付文書等に記載するように定められた事項
　五　前各号に掲げるもののほか、厚生労働省令で定める事項

②　薬局開設者、医薬品の製造販売業者若しくは製造業者又は卸売販売業者が、体外診断用医薬品を薬剤師、薬局開設者、医薬品の製造販売業者若しくは製造業者、卸売販売業者、医師、歯科医師若しくは獣医師又は病院、診療所若しくは飼育動物診療施設の開設者に販売し、又は授与する場合において、その販売し、又は授与する時に、次の各号のいずれにも該当するときは、前項の規定にかかわらず、当該体外診断用医薬品は、添付文書等に、添付文書等記載事項が記載されていることを要しない。
　一　当該体外診断用医薬品の製造販売業者が、当該体外診断用医薬品の添付文書等記載事項について、厚生労働省令で定めるところにより、電子情報処理組織を使用する方法その他の情報通信の技術を利用する方法であつて厚生労働省令で定めるものにより提供しているとき。
　二　当該体外診断用医薬品を販売し、又は授与しようとする者が、添付文書等に添付文書等記載事項が記載されていないことについて、厚生労働省令で定めるところにより、当該体外診断用医薬品を購入し、又は譲り受けようとする者の承諾を得ているとき。

第52条の2　（添付文書等記載事項の届出等）医薬品の製造販売業者は、厚生労働大臣が指定する医薬品の製造販売をするときは、あらかじめ、厚生労働省令で定めるところ

により、当該医薬品の添付文書等記載事項のうち使用及び取扱い上の必要な注意その他の厚生労働省令で定めるものを厚生労働大臣に届け出なければならない。これを変更しようとするときも、同様とする。

② 医薬品の製造販売業者は、前項の規定による届出をしたときは、直ちに、当該医薬品の添付文書等記載事項について、電子情報処理組織を使用する方法その他の情報通信の技術を利用する方法であつて厚生労働省令で定めるものにより公表しなければならない。

第52条の3（機構による添付文書等記載事項の届出の受理）① 厚生労働大臣は、機構に、前条第一項の厚生労働大臣が指定する医薬品（専ら動物のために使用されることが目的とされているものを除く。次項において同じ。）についての同条第一項の規定による届出の受理に係る事務を行わせることができる。

② 厚生労働大臣が前項の規定により機構に届出の受理に係る事務を行わせることとしたときは、前条第一項の厚生労働大臣が指定する医薬品についての同項の規定による届出をしようとする者は、同項の規定にかかわらず、厚生労働省令で定めるところにより、機構に届け出なければならない。

③ 機構は、前項の届出を受理したときは、厚生労働省令で定めるところにより、厚生労働大臣にその旨を通知しなければならない。

第53条（記載方法） 第四十四条第一項若しくは第二項又は第五十条から第五十二条までに規定する事項の記載は、他の文字、記事、図画又は図案に比較して見やすい場所にされていなければならず、かつ、これらの事項については、厚生労働省令の定めるところにより、当該医薬品を一般に購入し、又は使用する者が読みやすく、理解しやすいような用語による正確な記載がなければならない。

第54条（記載禁止事項） 医薬品は、これに添付する文書、その医薬品又はその容器若しくは被包（内袋を含む。）に、次に掲げる事項が記載されていてはならない。

一　当該医薬品に関し虚偽又は誤解を招くおそれのある事項

二　第十四条、第十九条の二、第二十三条の二の五又は第二十三条の二の十七の承認を受けていない効能、効果又は性能（第十四条第一項、第二十三条の二の五第一項又は第二十三条の二の二十三第一項の規定により厚生労働大臣がその基準を定めて指定した医薬品にあつては、その基準において定められた効能、効果又は性能を除く。）

三　保健衛生上危険がある用法、用量又は使用期間

第55条（販売、授与等の禁止） ① 第五十条から前条までの規定に触れる医薬品は、販売し、授与し、又は販売若しくは授与の目的で貯蔵し、若しくは陳列してはならない。ただし、厚生労働省令で別段の定めをしたときは、この限りでない。

② 模造に係る医薬品、第十三条の三第一項の認定若しくは第二十三条の二の四第一項の登録を受けていない製造所（外国にある製造所に限る。）において製造された医薬品、第十三条第一項若しくは第六項若しくは第二十三条の二の三第一項の規定に違反して製造された医薬品又は第十四条第一項若しくは第九項（第十九条の二第五項において準用する場合を含む。）、第十九条の二第四項、第二十三条の二の五第一項若しくは第十一項（第二十三条の二の十七第五項において準用する場合を含む。）、第二十三

条の二の十七第四項若しくは第二十三条の二の二十三第一項若しくは第六項の規定に違反して製造販売をされた医薬品についても、前項と同様とする。

第56条（販売、製造等の禁止）　次の各号のいずれかに該当する医薬品は、販売し、授与し、又は販売若しくは授与の目的で製造し、輸入し、貯蔵し、若しくは陳列してはならない。

一　日本薬局方に収められている医薬品であつて、その性状又は品質が日本薬局方で定める基準に適合しないもの

二　第四十一条第三項の規定によりその基準が定められた体外診断用医薬品であつて、その性状、品質又は性能がその基準に適合しないもの

三　第十四条、第十九条の二、第二十三条の二の五又は第二十三条の二の十七の承認を受けた医薬品であつて、その成分若しくは分量（成分が不明のものにあつては、その本質又は製造方法）又は性状、品質若しくは性能がその承認の内容と異なるもの（第十四条第十項（第十九条の二第五項において準用する場合を含む。）又は第二十三条の二の五第十二項（第二十三条の二の十七第五項において準用する場合を含む。）の規定に違反していないものを除く。）

四　第十四条第一項、第二十三条の二の五第一項又は第二十三条の二の二十三第一項の規定により厚生労働大臣が基準を定めて指定した医薬品であつて、その成分若しくは分量（成分が不明のものにあつては、その本質又は製造方法）又は性状、品質若しくは性能がその基準に適合しないもの

五　第四十二条第一項の規定によりその基準が定められた医薬品であつて、その基準に適合しないもの

六　その全部又は一部が不潔な物質又は変質若しくは変敗した物質から成つている医薬品

七　異物が混入し、又は付着している医薬品

八　病原微生物その他疾病の原因となるものにより汚染され、又は汚染されているおそれがある医薬品

九　着色のみを目的として、厚生労働省令で定めるタール色素以外のタール色素が使用されている医薬品

第57条　①　医薬品は、その全部若しくは一部が有毒若しくは有害な物質からなつているためにその医薬品を保健衛生上危険なものにするおそれがある物とともに、又はこれと同様のおそれがある容器若しくは被包（内袋を含む。）に収められていてはならず、また、医薬品の容器又は被包は、その医薬品の使用方法を誤らせやすいものであつてはならない。

②　前項の規定に触れる医薬品は、販売し、授与し、又は販売若しくは授与の目的で製造し、輸入し、貯蔵し、若しくは陳列してはならない。

第57条の2（陳列等）　①　薬局開設者又は医薬品の販売業者は、医薬品を他の物と区別して貯蔵し、又は陳列しなければならない。

②　薬局開設者又は店舗販売業者は、要指導医薬品及び一般用医薬品（専ら動物のために使用されることが目的とされているものを除く。）を陳列する場合には、厚生労働省令で定めるところにより、これらを区別して陳列しなければならない。

③　薬局開設者、店舗販売業者又は配置販売業者は、一般用医薬品を陳列する場合には、厚生労働省令で定めるところにより、

第一類医薬品、第二類医薬品又は第三類医薬品の区分ごとに、陳列しなければならない。

第58条（封）　医薬品の製造販売業者は、医薬品の製造販売をするときは、厚生労働省令で定めるところにより、医薬品を収めた容器又は被包に封を施さなければならない。ただし、医薬品の製造販売業者又は製造業者に販売し、又は授与するときは、この限りでない。

　　　　第三節　医薬部外品の取扱い

第59条（直接の容器等の記載事項）　医薬部外品は、その直接の容器又は直接の被包に、次に掲げる事項が記載されていなければならない。ただし、厚生労働省令で別段の定めをしたときは、この限りでない。

一　製造販売業者の氏名又は名称及び住所
二　「医薬部外品」の文字
三　第二条第二項第二号又は第三号に規定する医薬部外品にあつては、それぞれ厚生労働省令で定める文字
四　名称（一般的名称があるものにあつては、その一般的名称）
五　製造番号又は製造記号
六　重量、容量又は個数等の内容量
七　厚生労働大臣の指定する医薬部外品にあつては、有効成分の名称（一般的名称があるものにあつては、その一般的名称）及びその分量
八　厚生労働大臣の指定する成分を含有する医薬部外品にあつては、その成分の名称
九　第二条第二項第二号に規定する医薬部外品のうち厚生労働大臣が指定するものにあつては、「注意―人体に使用しないこと」の文字
十　厚生労働大臣の指定する医薬部外品にあつては、その使用の期限
十一　第四十二条第二項の規定によりその基準が定められた医薬部外品にあつては、その基準において直接の容器又は直接の被包に記載するように定められた事項
十二　前各号に掲げるもののほか、厚生労働省令で定める事項

第60条（準用）　医薬部外品については、第五十一条、第五十二条第一項及び第五十三条から第五十七条までの規定を準用する。この場合において、第五十一条中「第四十四条第一項若しくは第二項又は前条各号」とあるのは「第五十九条各号」と、第五十二条第一項第四号中「第四十二条第一項」とあるのは「第四十二条第二項」と、第五十三条中「第四十四条第一項若しくは第二項又は第五十条から第五十二条まで」とあるのは「第五十九条又は第六十条において準用する第五十一条若しくは第五十二条第一項」と、第五十四条第一項第二号中「、第十九条の二、第二十三条の二の五又は第二十三条の二の十七」とあるのは「又は第十九条の二」と、「、効果又は性能」とあるのは「又は効果」と、「第十四条第一項、第二十三条の二の五第一項又は第二十三条の二の二十三第一項」とあるのは「第十四条第一項」と、第五十五条第一項中「第五十条から前条まで」とあるのは「第五十九条又は第六十条において準用する第五十一条、第五十二条第一項、第五十三条及び前条」と、同条第二項中「認定若しくは第二十三条の二の四第一項の登録」とあるのは「認定」と、「第六項若しくは第二十三条の二の三第一項」とあるのは「第六項」と、「、第十九条の二第四項、第二十三条の二の五第一項若しくは第十一項（第二十三条の二の十七第五項において準用する場合を含む。）、第二十三条の二の十七第

四項若しくは第二十三条の二の二十三第一項若しくは第六項」とあるのは「若しくは第十九条の二第四項」と、第五十六条第三号中「、第十九条の二、第二十三条の二の五又は第二十三条の二の十七」とあるのは「又は第十九条の二」と、「、品質若しくは性能」とあるのは「若しくは品質」と、「含む。)又は第二十三条の二の五第十二項（第二十三条の二の十七第五項において準用する場合を含む。)」とあるのは「含む。)」と、同条第四号中「第十四条第一項、第二十三条の二の五第一項又は第二十三条の二の二十三第一項」とあるのは「第十四条第一項」と、「、品質若しくは性能」とあるのは「若しくは品質」と、同条第五号中「第四十二条第一項」とあるのは「第四十二条第二項」と読み替えるものとする。

第四節　化粧品の取扱い

第61条（直接の容器等の記載事項）　化粧品は、その直接の容器又は直接の被包に、次に掲げる事項が記載されていなければならない。ただし、厚生労働省令で別段の定めをしたときは、この限りでない。

一　製造販売業者の氏名又は名称及び住所
二　名称
三　製造番号又は製造記号
四　厚生労働大臣の指定する成分を含有する化粧品にあつては、その成分の名称
五　厚生労働大臣の指定する化粧品にあつては、その使用の期限
六　第四十二条第二項の規定によりその基準が定められた化粧品にあつては、その基準において直接の容器又は直接の被包に記載するように定められた事項
七　前各号に掲げるもののほか、厚生労働省令で定める事項

第62条（準用）　化粧品については、第五十一条、第五十二条第一項及び第五十三条から第五十七条までの規定を準用する。この場合において、第五十一条中「第四十四条第一項若しくは第二項又は前条各号」とあるのは「第六十一条各号」と、第五十二条第一項第四号中「第四十二条第一項」とあるのは「第四十二条第二項」と、第五十三条中「第四十四条第一項若しくは第二項又は第五十条から第五十二条まで」とあるのは「第六十一条又は第六十二条において準用する第五十一条若しくは第五十二条第一項」と、第五十四条第二号中「、第十九条の二、第二十三条の二の五又は第二十三条の二の十七」とあるのは「又は第十九条の二」と、「、効果又は性能」とあるのは「又は効果」と、「第十四条第一項、第二十三条の二の五第一項又は第二十三条の二の二十三第一項」とあるのは「第十四条第一項」と、第五十五条第一項中「第五十条から前条まで」とあるのは「第六十一条又は第六十二条において準用する第五十一条、第五十二条第一項、第五十三条及び前条」と、同条第二項中「認定若しくは第二十三条の二の四第一項の登録」とあるのは「認定」と、「第六項若しくは第二十三条の二の三第一項」とあるのは「第六項」と、「、第十九条の二第四項、第二十三条の二の五第一項若しくは第十一項（第二十三条の二の十七第五項において準用する場合を含む。)、第二十三条の二の十七第四項若しくは第二十三条の二の二十三第一項若しくは第六項」とあるのは「若しくは第十九条の二第四項」と、第五十六条第三号中「、第十九条の二、第二十三条の二の五又は第二十三条の二の十七」とあるのは「又は第十九条の二」と、「、品質若しくは性能」とあるのは「若しくは品質」と、「含む。)又は第二十三条の二の五第十二項（第二十

三条の二の十七第五項において準用する場合を含む。)」とあるのは「含む。)」と、同条第四号中「第十四条第一項、第二十三条の二の五第一項又は第二十三条の二の二十三第一項」とあるのは「第十四条第一項」と、「、品質若しくは性能」とあるのは「若しくは品質」と、同条第五号中「第四十二条第一項」とあるのは「第四十二条第二項」と読み替えるものとする。

医療法（抄）
（昭和23・7・30法律第205号、最終改正平成26・6・27法律第91号）

第1条の2　① 医療は、生命の尊重と個人の尊厳の保持を旨とし、医師、歯科医師、薬剤師、看護師その他の医療の担い手と医療を受ける者との信頼関係に基づき、及び医療を受ける者の心身の状況に応じて行われるとともに、その内容は、単に治療のみならず、疾病の予防のための措置及びリハビリテーションを含む良質かつ適切なものでなければならない。

② 医療は、国民自らの健康の保持増進のための努力を基礎として、医療を受ける者の意向を十分に尊重し、病院、診療所、介護老人保健施設、調剤を実施する薬局その他の医療を提供する施設（以下「医療提供施設」という。）、医療を受ける者の居宅等（居宅その他厚生労働省令で定める場所をいう。以下同じ。）において、医療提供施設の機能に応じ効率的に、かつ、福祉サービスその他の関連するサービスとの有機的な連携を図りつつ提供されなければならない。

第1条の4　① 医師、歯科医師、薬剤師、看護師その他の医療の担い手は、第一条の二に規定する理念に基づき、医療を受ける者に対し、良質かつ適切な医療を行うよう努めなければならない。

② 医師、歯科医師、薬剤師、看護師その他の医療の担い手は、医療を提供するに当たり、適切な説明を行い、医療を受ける者の理解を得るよう努めなければならない。

③ 医療提供施設において診療に従事する医師及び歯科医師は、医療提供施設相互間の機能の分担及び業務の連携に資するため、必要に応じ、医療を受ける者を他の医療提供施設に紹介し、その診療に必要な限度において医療を受ける者の診療又は調剤に関する情報を他の医療提供施設において診療又は調剤に従事する医師若しくは歯科医師又は薬剤師に提供し、及びその他必要な措置を講ずるよう努めなければならない。

④ 病院又は診療所の管理者は、当該病院又は診療所を退院する患者が引き続き療養を必要とする場合には、保健医療サービス又は福祉サービスを提供する者との連携を図り、当該患者が適切な環境の下で療養を継続することができるよう配慮しなければならない。

⑤ 医療提供施設の開設者及び管理者は、医療技術の普及及び医療の効率的な提供に資するため、当該医療提供施設の建物又は設備を、当該医療提供施設に勤務しない医師、歯科医師、薬剤師、看護師その他の医療の担い手の診療、研究又は研修のために利用させるよう配慮しなければならない。

第30条の3　① 厚生労働大臣は、地域における医療及び介護の総合的な確保の促進に

関する法律（平成元年法律第六十四号）第三条第一項に規定する総合確保方針に即して、良質かつ適切な医療を効率的に提供する体制（以下「医療提供体制」という。）の確保を図るための基本的な方針（以下「基本方針」という。）を定めるものとする。

② 基本方針においては、次に掲げる事項について定めるものとする。
一 医療提供体制の確保のため講じようとする施策の基本となるべき事項
二 医療提供体制の確保に関する調査及び研究に関する基本的な事項
三 医療提供体制の確保に係る目標に関する事項
四 医療提供施設相互間の機能の分担及び業務の連携並びに医療を受ける者に対する医療提供施設の機能に関する情報の提供の推進に関する基本的な事項
五 地域における病床の機能（病院又は診療所の病床において提供する患者の病状に応じた医療の内容をいう。以下同じ。）の分化及び連携並びに医療を受ける者に対する病床の機能に関する情報の提供の推進に関する基本的な事項
六 医療従事者の確保に関する基本的な事項
七 第三十条の四第一項に規定する医療計画の作成及び医療計画に基づく事業の実施状況の評価に関する基本的な事項
八 その他医療提供体制の確保に関する重要事項

③ 厚生労働大臣は、基本方針を定め、又はこれを変更したときは、遅滞なく、これを公表するものとする。

薬剤師倫理規定
（日本薬剤師会、1997年11月）

薬剤師は、国民の信託により、憲法及び法令に基づき、医療の担い手の一員として、人権の中で最も基本的な生命・健康の保持増進に寄与する責務を担っている。この責務の根底には生命への畏敬に発する倫理が存在するが、さらに、調剤をはじめ、医薬品の創製から供給、適正な使用に至るまで、確固たる薬の倫理が求められる。

薬剤師が人々の信頼に応え、医療の向上及び公共の福祉の増進に貢献し、薬剤師職能を全うするため、ここに薬剤師倫理規定を制定する。

第1条（任務） 薬剤師は、個人の尊厳の保持と生命の尊重を旨とし、調剤をはじめ、医薬品の供給、その他薬事衛生をつかさどることによって公衆衛生の向上及び増進に寄与し、もって人々の健康な生活の確保に努める。

第2条（良心と自律） 薬剤師は、常に自らを律し、良心と愛情をもって職能の発揮に努める。

第3条（法令等の遵守） 薬剤師は、薬剤師法、薬事法、医療法、健康保険法、その他関連法規に精通し、これら法令等を遵守する。

第4条（生涯研鑽） 薬剤師は、生涯にわたり高い知識と技能の水準を維持するよう積極的に研鑽するとともに、先人の業績を顕彰し、後進の育成に努める。

第5条（最善尽力義務） 薬剤師は、医療の

担い手として、常に同僚及び他の医療関係者と協力し、医療及び保健、福祉の向上に努め、患者の利益のため職能の最善を尽くす。

第6条（医薬品の安全性等の確保）　薬剤師は、常に医薬品の品質、有効性及び安全性の確保に努める。また、医薬品が適正に使用されるよう、調剤及び医薬品の供給に当たり患者等に十分な説明を行う。

第7条（地域医療への貢献）　薬剤師は、地域医療向上のための施策について、常に率先してその推進に努める。

第8条（職能間の協調）　薬剤師は、広範にわたる薬剤師職能間の相互協調に努めるとともに、他の関係職能をもつ人々と協力して社会に貢献する。

第9条（秘密の保持）　薬剤師は、職務上知り得た患者等の秘密を、正当な理由なく漏らさない。

第10条（品位・信用等の維持）　薬剤師は、その職務遂行にあたって、品位と信用を損なう行為、信義にもとる行為及び医薬品の誤用を招き濫用を助長する行為をしない。

索　引

あ　行

アスピリン……………………………179
EBM（科学的根拠に基づく医療）……97
医学・薬学の分離……………………23
医師の責務……………………………85
１次医療圏……………………………159
一般用医薬品（OTC薬）………9, 34, 36, 37, 104
遺伝情報………………………………55
医薬品医療機器等法…………………12
医薬品情報……………………………179
医薬品の区分…………………………34
医薬品の定義…………………………32
医薬分業………………………………24, 71
　──の起源…………………………74
　──の目的…………………………72
医薬分業運動…………………………75
医薬分業率……………………………76, 98
医療チーム……………………………9
医療提供施設…………………………89, 162
医療の担い手…………………………89, 160
医療法改正……………………………158
院外処方（箋）………………………77, 91
インターネット販売…………………36
院内製剤………………………………95
インフォームド・コンセント………63, 160
ウェクスラー，アリス………………56
栄養機能食品…………………………39
栄養サポートチーム…………………95
エフェドリン…………………………32
OTC医薬品
　──スイッチOTC薬………………37
　──ダイレクトOTC薬……………37
お薬手帳………………………………8, 79, 101
オリザニン……………………………178

か　行

介護保険制度…………………………171
介護保険法……………………………10
介入研究（臨床試験）………………182
化学者の父……………………………26
化学の発展……………………………23
かかりつけ薬局………………………77, 102
学用患者………………………………129
脚　気…………………………………176
学校薬剤師……………………………11, 105
ガレヌス製剤…………………………22
がん化学療法…………………………93
観察研究………………………………180
『患者の権利』（アナス，ジョージ）…122
感染制御チーム………………………94
緩和ケアチーム………………………95
疑義照会………………………………99
危険ドラッグ対策……………………107
『喫茶養生記』…………………………29
キャリアパス…………………………14
共同薬物治療管理（CDTM）………17, 107
居宅療養管理指導……………………105
QALY（quality-adjusted life years）……127
薬の安全性の確保……………………72
薬の工業化……………………………86
クリニカルファーマシー……………86, 87
クロロキン網膜症……………………185
継続的専門教育（CPD）……………81
研究デザイン…………………………180
健康情報拠点…………………………11, 98, 102, 107
健康保険制度…………………………162
健康保険法……………………………166
後期高齢者医療制度…………………170
貢献意識………………………………24
後発医薬品……………………………96, 99, 100, 174
高齢化社会……………………………158
高齢者医療制度………………………169
高齢社会………………………………158
コーディネーター……………………48
コールドクリーム……………………23

国際薬剤師・薬学連合（FIP）……………80
国産化（医薬品の）………………………32
国民医療費…………………………………148
　　——の動向と構造………………………151
　　——の伸び率……………………………152
　　——の範囲………………………………149
国民皆保険制度……………………………164
国民健康保険………………………………163
古代の薬……………………………………20
コホート研究………………………………181
米ぬか………………………………………178
コルヒチン…………………………………27

さ　行

最小のコスト………………………………154
在宅医療………………………………10, 104
　　——・連携の推進………………………89
　　——の充実………………………………162
在宅患者訪問管理指導……………………105
最良の医療…………………………………154
サリドマイド………………………………183
3次医療圏…………………………………159
三兆候説……………………………………44
シェーレ，カール・ヴィルヘルム………26
自己決定……………………………………62
持参薬管理…………………………………92
施設内審査委員会（IRB）………………141
自然死の権利………………………………59
実勢価格……………………………………174
疾病構造………………………………18, 151
市販後調査…………………………………175
市販薬…………………………9, 103, 104, 106, 107
社会保険方式………………………………162
従属人口指数………………………………157
受診動機……………………………………10
守秘義務……………………………………13
生涯研修……………………………………14
少子高齢化…………………………………157
使用実態調査………………………………175
情報公開……………………………………72
症例集積……………………………………181
症例対照研究………………………………181

症例報告……………………………………180
職域保険……………………………………163
褥瘡チーム…………………………………95
職能の分化…………………………………24
処方権………………………………………71
処方箋監査………………………………7, 99
処方箋調剤…………………………………98
新遺伝学……………………………………54
新興再興感染症…………………………19, 20
人口ピラミッド………………………157, 158
心臓死説……………………………………44
診療報酬……………………………………165
鈴木梅太郎…………………………………178
ストリキニーネ……………………………27
SMON（亜急性脊髄視神経抹消神経障害）…184
生殖補助医療技術…………………………52
製薬工業の誕生……………………………27
西洋薬………………………………………32
世界医師会（WMA）……………………84
セルフメディケーション…………9, 89, 102
前期高齢者医療制度………………………170
専門薬剤師…………………………………14
総医療費の国際比較………………………152
臓器の移植に関する法律…………………47
相互作用……………………………………73
相互扶助制度………………………………166
ソリブジン事件（薬物相互作用による薬害）
　……………………………………………185

た　行

体外受精……………………………………53
帯状疱疹治療薬……………………………185
第2次医療法改正…………………………160
多職種での連携……………………………89
地域医療…………………………………9, 98
地域支援事業………………………………173
地域社会……………………………………24
地域保険……………………………………163
チーム医療……………………………89, 91, 94
　　——の推進………………………………162
長期実務実習………………………………5
調　剤………………………………………7

索　引　219

調剤権……………………………………71
調剤薬鑑査………………………………7, 100
調剤を行う薬局…………………………162
重複チェック……………………………80
重複投薬…………………………………73
出来高払い制度…………………………164
テクニシャン制度………………………97
登録販売者………………………………104
特定販売…………………………………36, 104
特定保健用食品…………………………38, 39
　　規格基準型……………………………38
　　個別許可型……………………………38
　　条件付き──…………………………38
特別用途食品……………………………40
ドナー……………………………………47
　　──・カード………………………48
トリアージ………………………………10

な 行

長井長義…………………………………32
7つ星薬剤師……………………………81
2次医療圏………………………………159
日本薬局方………………………………32
乳がん手術と乳房温存療法の説明義務違反の
　　判決………………………………123
『人間モルモット（Human Guinea Pig）』……135
年齢構造…………………………………157

は 行

ハイリスク薬……………………………92
白米食……………………………………177
パターナリズム…………………………62
バーナード，クリスティアン…………44
比較臨床試験（CCT）…………………182
ビタミンB_1欠乏症……………………176
『人は誰でも間違える』………………115
ヒポクラテス……………………………21
ヒヤリ・ハット…………………………100
病院内倫理委員会………………………59
費用─効果分析…………………………155
費用─効用分析…………………………156
費用─最小化分析………………………155

費用─便益分析…………………………156
費用対効果………………………………154
病棟業務…………………………………91
病棟専任薬剤師…………………………92
病棟薬剤業務実施加算…………………92
ファーマシューティカルケア…………6, 80, 87
不可逆的昏睡の定義……………………45
服薬指導…………………………………101
　　──教室……………………………96
プライバシー権…………………………59
プライマリケア…………………………16
フルオロウラシル系抗がん剤…………185
分析手法…………………………………155
Patient Group Direction（PGD）………107
　　──システム………………………17
ペニシリンの発見………………………19
ボイル，ロバート………………………26
保険医……………………………………168
保険医療…………………………………164
　　──機関……………………………168
保険者……………………………………165
保険診療…………………………………174
保険薬剤師………………………………168

ま 行

無作為化臨床比較試験（RCT）………182
メタアナリシス（meta-analysis）……183
盲検法（Blind Method）………………183
モルヒネの発見…………………………27

や 行

薬害………………………………………183
薬害エイズ事件…………………………186
薬学教育制度……………………………4
薬学共用試験……………………………6
薬学的知見に基づく指導………………8
薬学の成立………………………………26
薬学の芽生え……………………………22
薬剤疫学…………………………………175, 180
薬剤管理指導料…………………………87
薬剤経済学………………………………154
薬剤師

——の活躍	26
——の使命	6
——の就業動向	11
——の職能	87, 88
——の責務	85
——の誕生	23
——の任務	3
——の法的責任	13
——の役割	80
——養成	4
薬剤師認定制度	15
薬剤師法（第1条）	3
薬剤費の適正化	73
薬剤服用歴（薬歴）	8, 101
——管理	80
薬事法	12
薬物血中濃度測定（TDM）	95
薬物療法の最適化	7, 84
薬薬連携	96
薬律	31
薬価基準	174
薬局医薬品	9, 34
薬局の専門性	27
『有害事象の報告・学習システムのためのWHOドラフトガイドライン』	115
要指導医薬品	9, 34
予防重視型システム	173

ら 行

臨床薬剤師	87
臨床倫理学	109
レシピエント	47
錬金術	23
6年制薬学教育	4

〈執筆者紹介〉

田内　義彦（たうち　よしひこ）　1章・2章・5章
神戸薬科大学薬学臨床教育センター教授
［専門分野］地域薬局学、臨床系社会薬学、臨床漢方薬学

長嶺　幸子（ながみね　さちこ）　2章・4章・7章
神戸薬科大学エクステンションセンター臨床教授
［専門分野］医療系薬学、医療社会学、生涯教育

松家　次朗（まつや　じろう）　3章・6章
神戸薬科大学社会科学研究室准教授
［専門分野］倫理的行為の総合的研究、医療専門職と社会的責任の研究

Horitsu Bunka Sha

薬剤師になる人のための生命倫理と社会薬学

2015年3月31日　初版第1刷発行

著　者　　田内義彦・長嶺幸子
　　　　　松家次朗

発行者　　田靡純子

発行所　　株式会社 法律文化社

〒603-8053
京都市北区上賀茂岩ヶ垣内町71
電話 075(791)7131　FAX 075(721)8400
http://www.hou-bun.com/

＊乱丁など不良本がありましたら、ご連絡ください。
　お取り替えいたします。

印刷：中村印刷㈱／製本：㈱吉田三誠堂製本所
装幀：前田俊平
ISBN 978-4-589-03669-8
Ⓒ2015　Y. Tauchi, S. Nagamine, J. Matsuya
Printed in Japan

JCOPY　〈社出版者著作権管理機構　委託出版物〉
本書の無断複写は著作権法上での例外を除き禁じられています。複写される場合は、そのつど事前に、社出版者著作権管理機構（電話 03-3513-6969、FAX 03-3513-6979、e-mail: info@jcopy.or.jp）の許諾を得てください。

長嶺幸子編著 **社会薬学への招待** A5判・208頁・2700円	薬と社会の関係を歴史的にたどりつつ、薬学経済学や薬学疫学の基礎知識を提供。さらに医療保障制度についてもふれ、単にモノを作るだけでなくヒトの健康に積極的に関与する薬剤師の仕事を法規・資料に即して考える。
葛生栄二郎・河見 誠・伊佐智子共著〔HBB⁺〕 **新・いのちの法と倫理** 四六判・280頁・2600円	生命倫理をめぐる様々な「いのち」の問題を医療の実践や宗教論、文化論などもふまえ、多元的・包括的に論じる。急激に変わりゆく「いのち」の法・概念について、自身で考えるための手掛かりを提供。
甲斐克則編〔aブックス〕 **レクチャー生命倫理と法** A5判・266頁・2600円	〈生命倫理と法〉のかかわりと全体像を学ぶための標準的教科書。ポストゲノム時代にあって問題が複雑化・広域化するなか、〈生命倫理と法〉の骨格および位相を概観するとともに、基本的問題および論点・争点を概説する。
葛生栄二郎著 **ケアと尊厳の倫理** A5判・216頁・2800円	〈ケアとは相手に注意・関心をもつこと〉。人間の尊厳とは何かという考察をもとに、ケアの本質を探り、人間の最も本源的な関係であるケアリング関係の重要性を説く。〈正義〉とケアの関係にも論及。
日比野由利編著 **アジアの生殖補助医療と法・倫理** A5判・224頁・4400円	急速な発展をとげるアジアの生殖補助医療の実態と規制状況を概観し、日本における適正な実施や法整備のための示唆を得る。韓国、ベトナム、インド、マレーシア、シンガポール、タイの法律やガイドライン、関連年表を掲載。

―― 法律文化社 ――

表示価格は本体(税別)価格です